U0385498

Therapeutic Guidelines: **Analgesic**

治疗指南：**疼痛分册**

（原著第 6 版）

（澳大利亚）治疗指南有限公司　组织编写
Therapeutic Guidelines Limited

杨克勤　刘波涛　水　源　谭元菊　译

化学工业出版社

·北京·

图书在版编目（CIP）数据

治疗指南. 疼痛分册/澳大利亚治疗指南有限公司
组织编写；杨克勤等译. —2 版. —北京：化学工业
出版社，2018.1
　书名原文：Therapeutic Guidelines：Analgesic
　ISBN 978-7-122-30964-8

　Ⅰ.①治…　Ⅱ.①澳…②杨…　Ⅲ.①常见病-
治疗②疼痛-治疗　Ⅳ.①R45

中国版本图书馆 CIP 数据核字（2017）第 276614 号

北京市版权局著作权合同登记号：01-2015-7950

责任编辑：邱飞婵　杨燕玲　王金生　梁静丽　张文虎
文字编辑：何　芳　　　　　　　装帧设计：关　飞
责任校对：边　涛

出版发行：化学工业出版社
　　　　　（北京市东城区青年湖南街 13 号　邮政编码 100011）
印　　刷：北京京华铭诚工贸有限公司
装　　订：北京瑞隆泰达装订有限公司
787mm×1092mm　1/32　印张 7¾　字数 161 千字
2018 年 5 月北京第 2 版第 1 次印刷

购书咨询：010-64518888（传真：010-64519686）
售后服务：010-64518899
网　　址：http：//www.cip.com.cn
凡购买本书，如有缺损质量问题，本社销售中心负责调换。

定　　价：42.00 元　　　　　　　　版权所有　违者必究

《疼痛分册》译校人员

翻译人员 杨克勤 刘波涛 水 源 谭元菊

审 校 杨 璐

译者的话

合理用药是临床工作的永恒主题。推进合理用药除需要理论共识和法规引导外，还要有技术的支持。虽然临床医学和药学有很多可参考的资料，但在具体的临床诊疗实践、医疗质量管理、成本效益分析及医疗保险管理等工作中，各种治疗指南/用药指南有其独特作用，所以世界各国对此均很重视。国家卫生计生委专门公布了抗菌药物临床应用指导原则，其他由学会或卫生行政等部门发表的各种指南也日益增多。

在治疗指南领域，澳大利亚的《治疗指南》系列有重要影响。该指南已有近40年的历史，覆盖抗生素、心血管、消化、呼吸、内分泌、神经内科和皮肤病等10多个学科（指南中涉及与之相关的内容均以分册书名表示）。《治疗指南》丛书由澳大利亚治疗指南有限公司（Therapeutic Guidelines Limited，TGL）组织编写发行。该公司是非营利的，独立于政府和官方机构，并不接受制药企业的任何赞助和广告，以避免影响其独立性和公正性。该公司多年来已形成完整的编写体系，如选题策划、编写组建立、编写规范、专家审核、信息反馈与修订完善等。由于其公正科学、学科覆盖宽、连续性好（《抗生素分册》已发行15版）、更新较快等特点，对澳大利亚的合理用药起到重要推动作用。其中，《抗生素分册》（第10版）中译本于2000年在中国出版，2006年，化学工业出版社引进并出版了丛书的全部10个分册，得到国内临床界好评。为全面了解国外经验，我们将TGL最新版本的治疗指南翻译成《治疗指南》丛书（共14个分册）出版。

治疗指南的目的是为医生提供可信度高的及公正的信息，指南并不要求医生该做或不能做什么，只是为医生提供一套可选择的基本治疗方案。在临床处理复杂情况时，本指南仅供参考。同时，任何治疗指南都有很强的地域性，如抗生素使用与耐药情况、剂量和用法、药品价格、药品质量以至药品管理法规都可能有很大差异，因此本丛书的指导原则和具体用法仅供参考，临床工作中必须结合我国和本地区具体情况恰当应用。

感谢澳大利亚治疗指南有限公司对中译本顺利出版的大力支持与合作。对参与本丛书翻译、审校、出版和发行的所有专家和朋友致以诚挚的感谢。

李大魁

2017 年 8 月

治疗指南有限公司资源

完整电子版治疗指南（*eTG complete*）

完整电子版治疗指南（*eTG complete*）是治疗指南有限公司的核心产品，专为使用计算机或移动设备的人群设计。通过在线网络、CD 或者下载获得的 *eTG complete* 包括治疗指南有限公司出版的所有指南的最新版本、相关文献、其他独立信息的链接以及可供下载的 PDF 格式的精选内容。

迷你版治疗指南（*miniTG*）

迷你版治疗指南（*miniTG*）是 *eTG complete* 的离线版本，可在移动设备上使用。

纸质版治疗指南

治疗指南：疼痛分册

治疗指南：抗生素分册

治疗指南：心血管病分册

治疗指南：皮肤病分册

治疗指南：内分泌分册

治疗指南：胃肠病分册

治疗指南：神经病分册

治疗指南：口腔疾病分册

治疗指南：姑息治疗分册

治疗指南：精神病分册

治疗指南：呼吸病分册

治疗指南：风湿病学分册

治疗指南：毒理学与野外急救分册

治疗指南：溃疡与创面管理分册

管理指南：发育障碍分册

专家组

Dr Jane Trinca
Director, Specialist in Pain Medicine, Barbara Walker Centre for Pain Management, St Vincent's Hospital, Fitzroy, and Pain Specialist, Austin Health, Heidelberg, Victoria

Dr Melissa Viney
Department of Anaesthesia, Pain & Perioperative Medicine, The Geelong Hospital, Geelong, Victoria

Dr Michael Yeoh
Deputy Director of Emergency Medicine, Austin Health, Heidelberg, Victoria

Ms Megan Yeomans, Clinical Nurse Consultant, Acute Pain Service, Austin Health, Heidelberg, Victoria

专家组成员均依照治疗指南有限公司的利益冲突政策，提供了利益冲突声明。更多信息，详见 www.tg.org.au/conflict_of_interest。

致　谢

专家组感谢那些为本书提供了审阅、建议和其他帮助的同事们，尤其要感谢：

Professor Nikolai Bogduk
Professor of Pain Medicine, University of Newcastle, Newcastle
Bone and Joint Institute, Royal Newcastle Centre, Newcastle, New
South Wales

Dr George Chalkiadis
Anaesthetist, Pain Medicine Specialist, Head, Children's Pain
Management Service, The Royal Children's Hospital Melbourne,
and Clinical Associate Professor, The University of Melbourne,
Parkville, Victoria

Associate Professor John Collins
Head of Department, Pain Medicine and Palliative Care, The
Children's Hospital at Westmead, Westmead, New South Wales

Emeritus Professor Ken Ilett
Pharmacology and Anaesthesiology Unit, School of Medicine and
Pharmacology, The University of Western Australia, Crawley,
Western Australia

Ms Judith Kristensen
Senior Pharmacist, Women and Newborn Health Service, Perth,
Western Australia

Associate Professor Pamela Macintyre
Director, Acute Pain Service, Department of Anaesthesia, Pain
Medicine and Hyperbaric Medicine, Royal Adelaide Hospital, and
University of Adelaide, Adelaide, South Australia

Ms Michelle Perrin
Head of Department Music, Art & Play, John Hunter Children's
Hospital, Newcastle, New South Wales

Dr Hema Rajappa
Advanced Trainee Paediatrics and Faculty of Pain Medicine, John
Hunter Hospital, Newcastle, New South Wales

Mr Heath Tomasini

Physiotherapist in Pain Management, Barbara Walker Centre for Pain Management, St Vincent's Hospital, Fitzroy, Victoria

本指南之前的版本是本次修订版的基础。专家组感谢为之前版本做出贡献的人：

Ms T Andreoli（第3版）

Mrs S Aranda（第2版）

Dr C Arnold（第5版）

Associate Professor ML Cohen（第4版）

Ms H Collin（第4版）

Dr M Cooper（第4、5版）

Dr W Cosolo（第3版）

Professor RO Day（第2、3版）

Associate Professor K Fallon（第4版）

Dr J Fleming（第4版）

Mr K Garrett（第4版）

Dr A Glover（第2版）

Mr B Guthrie（第2版）

Professor RD Helme（第2版）

Mrs MP Hemming（第1、2版）

Dr K Jackson（第2、3版）

Dr M Kingsford（第5版）

Dr TF Little（第1～3版）

Dr P Loughnan（第3版）

Professor I Maddocks（第2版）

Professor J Marley（第4版）

Dr L Mashford（第3～5版）

Mr D Maxwell（第5版）

Professor G Mendelson（第1～4版）

Dr B de Morton（第5版）

Ms F Mullen（第3、4版）

Dr F New（第5版）

Mr DB Newgreen（第3版）

Associate Professor M Nicholas（第5版）

Dr R Penhall（第3版）

Professor P Ravenscroft（第3、4版）

Ms P Reeves（第5版）

Mr J Robinson（第4版）

Associate Professor D Scott（第5版）

Dr P Siddall（第4版）

Dr R Snyder（第1、2版）

Dr G Wigley（第3版）

Professor B Workman（第1、4版）

专家组感谢《治疗指南》评估网络上超过200名用户提供的关于临床实践中指南应用的宝贵反馈，同时也非常感谢那些直接或通过书的末尾"提供意见"页向我们提供反馈的人们。

认可机构

澳大利亚临床与实验药理学和毒理学协会❶
澳大利亚疼痛协会
研究生医学教育委员会联盟
澳大利亚和新西兰麻醉医师学院疼痛医学系
国家处方服务有限公司
澳大利亚皇家护理学院
澳大利亚医院药师协会

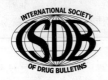

---

❶ 澳大利亚临床与实验药理学和毒理学协会认可治疗指南所使用的流程。

关于治疗指南有限公司

指南的关键信息

给药方案

本指南中的给药方案适用于非孕期、体型适中的成年人，并未包括其他特殊群体。较大或较小剂量对某些患者来说是合适的。

本指南列举了多种给药方案，推荐顺序由每种药物给药方案前的数字来确定（1 为第一推荐，2 为第二推荐，以此类推）。相同推荐等级的药物标号相同，并以字母表为序。

免责声明

本指南为患者的管理提供了合理的依据，但也有合理的临床证据支持对个别的患者或者在特殊机构中给予不同治疗方案。临床实践的复杂性要求在任何情况下医生都要掌握患者的具体情况，并在这些指导方案的基础上进行独立的专业判断。特别是在复杂的情况下，这些指导方案不能替代寻求适当建议。

本指南通常不包括药物的综合信息，其中有些信息可能很重要，如推荐药物的禁忌证和注意事项。处方者对这些问题很熟悉才能合理使用药物。

指南的编纂过程

治疗指南有限公司（TGL）的目的是为繁忙的卫生从业者如何管理特定病情的患者提供清晰、实用、权威和简明的治疗信息。

指南内容全面，涵盖了临床实践中常见的疾病。信息是独立、无偏见的，是对当前证据和观点的提炼。指南的主题和章节根据诊断条目制订。每个部分都有足够的背景信息指导读者，后面附以简洁明确的推荐治疗方案。

指南不是指导处方者如何做，而是帮助开处方者确定他们的患者得到了最适合的治疗。

每个主题的内容每 3～4 年由专家组修订。修订周期基于证据基础的变化和对反馈的反应。

指南发展过程的基本原则源于 1978 年指南的第一次制定，并经过多年的完善和发展。

独立性和利益冲突

TGL 是一个独立的非营利性组织。对出版和发行的《治疗指南》负责。其资金来自《治疗指南》的销售和订阅。

TGL 出版物的独立性通过以下几个方面得以保证：

- TGL 独立于政府和授权机构；
- TGL 独立于任何形式的商业赞助，包括制药行业；
- 在利益冲突问题上，TGL 对专家组成员以及 TGL 的董事、员工和成员有严格的政策。

严格选择的专家组成员将利益冲突最小化了。任何遗留的冲突，在 TGL 的利益冲突政策修改发布期间被提出并解决（见 www. tg. org. au/conflict _ of _ interest）。

主题选择

是否制定某领域新的指南由 TGL 董事会决定。对于新的领域，这是基于：

- 全科或专科医生和（或）其他有兴趣者或参与某一领域的团体提出的需求；
- 来自临床医生的反馈或药物使用数据证明的某一地区可能存在的问题；
- 一个明确的需要由制定和发布指南来指导的问题（如卫生部门负担的大小、费用、实践不一致、缺乏证据）。

是否更新当前主题基于临床证据的改变、临床医生的反馈、临床实践中的变化、药物剂量和耐药性的变化以及其他相关因素。

专家组

《治疗指南》的正文是由专家组完成的。

每一个小组由大约14个人组成，包括1位主席、1位编辑、1位医学图书管理员、若干相关领域的专家、1位全科医生、1位药师和1名护士。小组也会包括来自其他领域（如物理疗法和营养学）的专家。

在选择专家组成员时考虑的因素包括：

- 相关专业知识；
- 学术能力；
- 掌握且熟悉当前的文献知识；
- 在关键的专业机构中任职或有联系；
- 协同工作的能力；
- 愿意挑战传统思维；
- 代表全国的意见；
- 代表不同地理区域和不同执业机构。

在项目开始之前，专家组成员被要求以书面形式（然后在每次会议上口头发言）对任何可能影响他们言论的利益或关系发表声明。在随后的讨论和编辑过程中，这些都被考虑在内。

管理

主席和编辑受雇于 TGL 并且在稿件的起草中起到关键的作用。

主席确保项目顺利进行，并确保所有建议达成一致。编辑与主席和专家组成员保持联络，来确定稿件编写的效率、进度及在预算范围内。

编辑为每一次会议准备资料，包括会议记录、对先前版本的反馈（适用时）、关于内容的信件、手稿草稿和任何其他相关背景信息。

编辑准备每一次会议的详细记录（通常作为草稿），记录所有建议，尤其是那些新的或有争议的建议。

筹备会议

每一个专家组的初始会议上，将会从以下几个方面对成员给出解释和指导：

- 知识产权；
- 利益冲突；
- 本指南的目的和格式；
- 根据目标读者澄清指南的内容；
- 证据的记录对于支撑推荐的重要性；
- 欢迎相关领域专家同行的质询。

在课题领域中，专家组决定了内容覆盖的详细情况以及程度，并考虑会遇到的特殊情况。有时会提出有关于罕见但严重疾病的建议。根据以前版本用户的反馈，决定哪些情况应包括进指南。

各成员同意任务的分配，并各自负责准备初稿。

每间隔 8 周举行为期一天的会议，对既往制订指南进行回顾，并对所有草案进行讨论。

指南的制定和修改

出发点是临床医生用现有的条件管理患者时需要知道的内容。

每个部分都有足够的信息指导读者，后面附以简明的治疗建议。

筹备会议之后，作者们根据他们的临床专长和现有相关领域的证据准备初稿。也鼓励他们准备单独的文件来总结推荐的治疗的基本原理。编辑和医学图书管理员协助作者发现和获取相关的支持信息，包括最初的科学论文、Cochrane Collaboration 的系统综述、知名期刊上发表的综述以及其他可信机构的指南。

在排定会议前，这些草稿会分发给组内所有成员浏览，以便各成员在讨论前能思考材料内容。

每一份草稿都经过面对面的讨论，这使得意见达成前有更充分的讨论。同时找出有争议的、发展迅速的或者不确定的领域，并对必要部分进行进一步的文献检索。

编辑与作者们对支持论述和建议的具体研究进行记录，并保留这些参考文件的副本。

一旦专家组明确具体内容，编辑负责文章编辑，根据印刷风格和版式重新排版，必要时联系作者和主席。

在详细审查、沟通和修改后，形成了最终的手稿，这个过程涉及大量人员和不同的编辑阶段。这些主题不再属于任何一个作者。专家组的每个成员都对手稿负责。

在手稿每个主题的准备中，大约 6～8 个月举行一次半天的策划会和 4 次全天的会议。在最后一次会议中，所有主题都经过了仔细检查，保证每一位成员都认可全文。完成一个主题大概需要 12～14 个月。

推荐的基础

对《治疗指南》的内容发展来说，治疗有效的科学证据的相关性和强度是基本原则。有明确证据的临床领域，推荐治疗有更高的可信度。但是，为了确保建议是有帮助的，专家组不仅要对相关证据进行评估、解释和提炼，也要将信息与医生在患者日常护理中所面临的可能的临床情况相结合。

临床实践中的决策本质上是复杂的和多方面的。除了证据之外，还应考虑其他因素，以确保这些建议是相关的和有用的。这些因素包括：不良反应、治疗的可获得性和可承受性、危险因素、患者特征和共病。

临床治疗中"证据充足"的领域是少数，所以《治疗指南》中大部分是关于少有证据的领域的。在这些"证据缺乏"的领域，治疗的建议可能基于疾病的病理生理学、专家组成员的临床经验、可能的治疗选择的不利影响、长期安全数据和费用。使用这些标准，长期以来被证明具有合理不良反应的老药通常被推荐为一线治疗，而不是那些不良反应较小的新药（尤其是长期使用），而且新药通常更贵。

由于证据的整体，而不仅仅是临床试验，在制定《治疗指南》时被考虑在内，因此使用工具根据证据的层次来排列推荐方案是不合适的。在《治疗指南》中采用的方法是通过在上下文中用明确的陈述来表明推荐方案背后的证据类型。

TGL 的电子产品（*eTG complete* 和 *miniTG*）以及 TGL 网站引用了建议所基于的所有主要信息来源。如果被认为是非常重要的，那么具体的证据就会被作为指南纸质版的一个脚注，以最低限度确保文本的可读性不会受到影响。

可以从每个发布的 TGL 电子产品的主页上获得关于主要建议和更改的摘要，可将其作为纸质版的一种补充。

认可机构

一旦手稿定稿并由专家组批准，即邀请一些主要机构对文本予以认可。这些机构包括澳大利亚皇家全科医师学院、澳大利亚医院药师协会、澳大利亚皇家护理学院、国家处方服务和相关专业协会。

出版后的评价

TGL 的评价单元与大约 200 个用户（包括全科医生、初级的医院医生、健康学者、药剂师和学生）保持网络联络，并积极征求对指南的反馈。

网络上的参与者可免费获得所有的《治疗指南》。TGL 的评价工作人员每年联系这些用户 1～2 次，并讨论和记录他们的反馈意见。

在某主题修改之前，上一版本的累计反馈经整理后，在修订时交给专家组审议。

鼓励用户将评论发电子邮件至 feedback@tg.org.au，或者完成 TGL 纸质出版物后面的表格，来对指南的内容或格式进行评论。

TGL 董事会成员

---

[1] 澳大利亚皇家全科医师学院提名。
[2] 维多利亚州医学研究生基金有限公司提名。

目 录

第1章 疼痛的临床评估 ……………………………… 1

1.1 疼痛的定义 ………………………………………………… 2
1.2 疼痛的类型 ………………………………………………… 4
1.3 疼痛的评估 ………………………………………………… 5

第2章 急性疼痛：一般治疗方法 …………………… 16

2.1 急性疼痛处理的阶梯方案 ……………………………… 18
2.2 老年人的急性疼痛 ……………………………………… 30

第3章 急性疼痛：创伤 …………………………………… 32

3.1 轻微创伤 …………………………………………………… 33
3.2 严重创伤 …………………………………………………… 37

第4章 急性疼痛：围术期 ……………………………… 42

4.1 术前阶段 …………………………………………………… 43
4.2 术中阶段 …………………………………………………… 44
4.3 术后阶段 …………………………………………………… 45
4.4 非手术性术后疼痛 ……………………………………… 66
4.5 顽固性术后疼痛 ………………………………………… 67

第5章 阿片耐受患者的急性疼痛 …………………… 68

5.1 服用阿片类药物治疗慢性疼痛患者的急性疼痛 …… 69
5.2 阿片成瘾患者的急性疼痛 ……………………………… 71
5.3 已经治愈的阿片成瘾患者的急性疼痛 ……………… 74

第6章 成人的操作相关性疼痛 ……………………… 75

6.1 患者评估 …………………………………………………… 77

6.2　操作前的准备工作 ………………………………… 78

6.3　无镇静的操作 ……………………………………… 81

6.4　有镇静的操作 ……………………………………… 81

第7章　急性疼痛迁延为慢性疼痛 ………… 88

7.1　术后疼痛综合征 …………………………………… 89

7.2　腰痛 ………………………………………………… 95

7.3　慢性损伤后疼痛 …………………………………… 96

7.4　复杂性区域疼痛综合征 …………………………… 97

7.5　带状疱疹后神经痛 ………………………………… 98

7.6　抗肿瘤治疗后的慢性疼痛综合征 ………………… 99

7.7　HIV 相关性慢性疼痛 …………………………… 100

第8章　慢性疼痛：概述 ……………………… 102

8.1　慢性疼痛管理的基本原则 ………………………… 103

8.2　患者教育 …………………………………………… 105

第9章　慢性疼痛：非药物治疗 …………… 108

9.1　物理治疗 …………………………………………… 109

9.2　身心治疗技术 ……………………………………… 116

9.3　心理治疗 …………………………………………… 117

9.4　作业疗法 …………………………………………… 123

9.5　联合干预治疗 ……………………………………… 124

9.6　社区支持团体 ……………………………………… 125

第10章　慢性疼痛：药物治疗 …………… 126

10.1　慢性非癌性疼痛中的镇痛药 …………………… 127

10.2　慢性疼痛的其他治疗 …………………………… 137

第11章　慢性疼痛：介入治疗 …………… 138

11.1　介入治疗的禁忌证 ……………………………… 139

11.2 介入治疗的预防性措施 ················ 140

11.3 不良反应 ················ 140

11.4 没有特定目标神经的注射治疗 ················ 141

11.5 有特定目标神经的注射和输注治疗 ················ 143

11.6 电刺激治疗 ················ 152

11.7 神经外科手术治疗 ················ 153

11.8 延伸阅读 ················ 155

第12章 儿科疼痛 ················ 158

12.1 儿童的发育与疼痛 ················ 158

12.2 儿童的疼痛评估 ················ 159

12.3 儿童疼痛的非药物治疗 ················ 163

12.4 儿童疼痛的药物治疗 ················ 166

12.5 儿科的急性疼痛 ················ 181

12.6 发育障碍的儿童 ················ 194

12.7 肿瘤患儿的疼痛 ················ 196

12.8 慢性疾病患儿的疼痛处理 ················ 198

12.9 儿科其他慢性疼痛综合征 ················ 199

12.10 延伸阅读 ················ 200

附录1 疼痛评估工具 ················ 203

附录2 妊娠和哺乳 ················ 209

索引 ················ 217

表格、框和图

表格

表 1-1 疼痛的分类 ……………………………………………… 3
表 2-1 非甾体抗炎药的主要不良反应 ……………………………… 21
表 2-2 短期使用阿片类药物的不良反应 …………………………… 27
表 4-1 成人静脉 PCA 的常用参数 ………………………………… 53
表 4-2 针对重度术后疼痛皮下注射吗啡进行药物剂量滴定的建议 ……………………………………………………………… 55
表 4-3 口服阿片类药物控制术后疼痛的常规起始剂量 …………… 56
表 4-4 成人局部麻醉药单次使用的极量 ………………………… 62
表 5-1 各种阿片类药物的镇痛效能（以肠外给予 10mg 吗啡作为标准） ……………………………………………………… 70
表 6-1 操作过程中镇痛和镇静程度的定义 ……………………… 76
表 6-2 不同等级镇静操作所需要的人员和监测 ………………… 86
表 7-1 根据操作分类的术后疼痛的预期发生率 ………………… 90
表 7-2 术后疼痛综合征发生的危险因素 ………………………… 92
表 10-1 慢性疼痛治疗中一线阿片类药物的推荐剂量 …………… 131
表 10-2 用于慢性疼痛的阿片类药物的近似相对镇痛效力 …… 133
表 10-3 长期使用阿片类药物的不良反应 ……………………… 133
表 12-1 儿童疼痛强度量表 ……………………………………… 161
表 12-2 简单的适合不同年龄的非药物疼痛治疗策略 ………… 164
表 12-3 新生儿和婴儿蔗糖的最大推荐剂量 …………………… 167
表 12-4 1 个月至 12 岁患儿应用含对乙酰氨基酚成分药物的剂量 …………………………………………………………… 168
表 12-5 小儿非甾体抗炎药（NSAIDs）的应用剂量 ………… 170
表 12-6 小儿即释口服阿片类药物的剂量 ……………………… 171
表 12-7 小儿静脉阿片类药物的剂量 …………………………… 171
表 12-8 小儿表面麻醉时药物的最大推荐剂量 ………………… 178

表 12-9 小儿局部麻醉药的最大推荐剂量 ……………… 180

表 12-10 镇静评分 ……………… 186

表 12-11 儿童呼吸频率的正常值 ……………… 186

表 12-12 新生儿和小儿接受某些特殊处理时的对策 ……… 192

表 12-13 发育障碍患儿出现疼痛可能的机制 ……………… 194

附表 1-1 FLACC 行为评分 ……………… 207

附表 2-1 妊娠期和哺乳期镇痛药和辅助药物的应用 ……… 214

框

框 1-1 评估患者疼痛时应考虑的重要因素 ……………… 5

框 1-2 评估疼痛患者时应考虑的其他检查部分 ……… 10

框 1-3 心理社会评估 ……………… 12

框 2-1 一些特殊情况的疼痛管理策略 ……………… 17

框 4-1 中重度术后疼痛的治疗原则 ……………… 48

框 6-1 需要使用镇静的治疗 ……………… 81

框 8-1 慢性疼痛管理的基本原则 ……………… 104

框 8-2 患者信息表：慢性疼痛相关重点信息 ……… 106

框 9-1 认知行为疗法的基本原则 ……………… 120

框 10-1 阿片类药物治疗慢性疼痛的基本原则 ……… 130

附框 1-1 阿贝疼痛评分 ……………… 206

图

图 1-1 影响疼痛感知的因素 ……………… 1

图 2-1 对新近出现的急性疼痛何时使用镇痛药 ……… 19

图 2-2 对于成人急性疼痛，初次应用静脉阿片类药物的
       剂量滴定方法 ……………… 24

图 4-1 急性术后疼痛镇痛药的调整方法 ……………… 47

图 6-1 镇痛操作中的阶梯式治疗方案 ……………… 80

图 11-1 硬膜外注射位点 ……………… 147

图 11-2 硬膜外注射和蛛网膜下腔注射位点的轴位显示图 …… 148

附图 1-1 分类评分 ……………………………………………… 203

附图 1-2 数字疼痛评分（0～10） ……………………………… 204

附图 1-3 视觉模拟疼痛评分 …………………………………… 204

附图 1-4 脸谱疼痛评分——修订（FPS-R） ………………… 205

第1章

疼痛的临床评估

　　应根据患者对疼痛的描述对疼痛进行准确的评估。疼痛有可能是急性的、复发性的或者慢性的。评估的最终目的是明确疼痛的原因、性质、严重程度以及疼痛对患者的影响。一个全面完善的评估是给予恰当治疗的基础。

　　疼痛是患者个人的亲身经历，患者可以描述疼痛发生

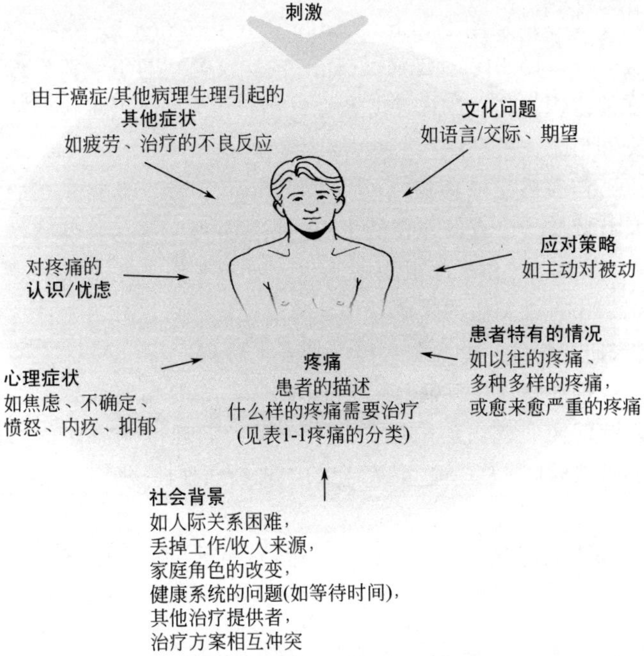

刺激

由于癌症/其他病理生理引起的
其他症状
如疲劳、治疗的不良反应

文化问题
如语言/交际、期望

对疼痛的
认识/忧虑

应对策略
如主动对被动

心理症状
如焦虑、不确定、
愤怒、内疚、抑郁

患者特有的情况
如以往的疼痛、
多种多样的疼痛、
或愈来愈严重的疼痛

疼痛
患者的描述
什么样的疼痛需要治疗
（见表1-1疼痛的分类）

社会背景
如人际关系困难，
丢掉工作/收入来源，
家庭角色的改变，
健康系统的问题（如等待时间），
其他治疗提供者，
治疗方案相互冲突

图 1-1　影响疼痛感知的因素

1

的时间和部位。疼痛感知和经历受多种因素的影响，如患者的心情（尤其是抑郁、焦虑和谵妄）、既往疼痛感受和其他症状（如失眠、恶心，参见图1-1）。但更为重要的是医生的倾听并相信患者对疼痛经历的描述及患者对疼痛原因的解释。注意患者对症状的解释，尤其是当前的疼痛经历与以往相似时，以往的疼痛经历可能已经导致了对疼痛原因错误的判断。患者的症状可能预示了潜在疾病的进程，但同时也要知道，病情的严重程度与疼痛程度无直接相关性。

1.1 疼痛的定义

国际疼痛学会（International Association for the Study of Pain，IASP）对**疼痛**（pain）的定义是"与组织损伤或潜在的组织损伤（或描述的类似损伤）相关的令人不愉快的感觉和情感体验"[1]。

伤害感受性疼痛（nociceptive pain）缘于真实存在的或具有威胁的已有的非神经组织的损害并激活了伤害性感受器（分布于皮肤和深部组织的受体，对潜在伤害性刺激敏感）。根据伤害性刺激的来源，伤害感受性疼痛可以分为躯体疼痛（表面和深部）及内脏疼痛（见表1-1）。

神经病理性疼痛（neuropathic pain）是由躯体感觉神经系统的病变或疾病引起的。有关神经病理性疼痛评估的内容，请参阅 *eTG complete* 中的"神经病理性疼痛"。

---

[1] Merskey H，Bogduk N，editors for IASP Task Force on Taxonomy. Classification of chronic pain：descriptions of chronic pain syndromes and definitions of pain terms. 2nd ed. Seattle：International Association for the Study of Pain，1994.（www. iasp-pain. org/Content/NavigationMenu/General-ResourceLinks/PainDefinitions/default. htm）

表1-1 疼痛的分类

项目	伤害感受性——躯体表面	伤害感受性——躯体深部	伤害感受性——内脏	神经病理性疼痛
刺激来源	皮肤 皮下组织 口腔、鼻腔、鼻窦、尿道、肛门黏膜	骨、关节、肌肉、肌腱、韧带 浅表淋巴结 脏器被膜和间皮膜(胸膜和腹膜)	实质或空腔器官 深部肿瘤肿块 深部淋巴结	伤害感受性通路的损伤
举例	烧伤 创伤	肌肉损伤 骨关节炎 肌腱病变 骨折 骨转移	阑尾炎 憩室炎 心肌梗死 子宫内膜异位 肠道、胆道或输尿管绞痛 腹部深方或纵隔肿瘤	带状疱疹(水痘) 带状疱疹后神经痛 糖尿病性神经病变 开胸术后综合征 脑卒中后疼痛 幻肢痛 肿瘤相关神经丛受累 脊髓损伤或受压
描述	发热 锐痛 刺痛	钝痛 酸痛 搏动样疼痛	钝痛 深部痛 咬蚀样疼痛、钳夹样疼痛、绞痛压力/紧缩感	感觉异常(如针刺感、麻刺感、烧灼感、刺痛感、撕裂样/枪击样疼痛、放射性疼痛) 痛觉超敏(见第4页) 痛觉过敏(见第4页) 缺失身体部位的疼痛 麻木区域的疼痛

项目	伤害感受性 ——躯体表面	伤害感受性 ——躯体深部	伤害感受性 ——内脏	神经病理性 疼痛
定位 （刺激 部位）	定位明确	定位模糊	定位模糊	可能出现在受 累神经或通路支 配的部位

爆发痛（breakthrough pain）和**伴发痛**（incident pain）是描述不同**模式**疼痛的专业术语。这些疼痛可能是伤害感受性疼痛、神经病理性疼痛或两者兼而有之。

爆发痛发生在规律使用镇痛药期间，表明疼痛程度的增加，并且疼痛程度超过了基础镇痛水平。这可能只是偶尔出现的疼痛程度的自然波动，或者，更为常见的情况是说明基础镇痛和疼痛管理不足。

伴发痛是在某种情况下发生或加重，这些情况包括运动或某个事件，如伤口的换药，不稳定的骨折或咳嗽也可能引起伴发痛。

其他描述患者对刺激反应的术语包括以下几个。

• 痛觉超敏（allodynia）：对正常的无痛刺激表现为感觉疼痛（比如毛刷刺激或冷刺激）。

• 痛觉过敏（hyperalgesia）：对正常的疼痛刺激表现为过高的反应（比如针刺皮肤和压迫神经）。

• 痛觉敏感（hyperpathia）：对连续刺激表现出的不正常的疼痛反应（如反复针刺）。它表现为疼痛程度和（或）疼痛范围的爆发性增加。

1.2 疼痛的类型

疼痛很少是单种类型的，大多数疼痛同时含有伤害感受性疼痛和神经病理性疼痛的成分。通常会从几个方面对疼痛进行专业的描述，参见表 1-1 的总结。对于那些合并顽固慢性疼痛的患者，可能由很多因素引起，可能无法对其进行明确的分类。

疼痛也可以根据其发作特点而进行描述（如爆发痛、伴发痛）。

1.3 疼痛的评估

疼痛——无论是急性、复发性或慢性——都是通过病史和体格检查来进行评估的。只有通过详尽的诊查才可能更好地对疼痛进行诊断和治疗。同时也要考虑其他可能影响疼痛的因素。框 1-1 概述了在评估疼痛患者的时候需要考虑到的重要因素。

儿童疼痛的评估，请参阅"儿童的疼痛评估"（第159～163 页）。

框 1-1　评估患者疼痛时应考虑的重要因素

- 疼痛最开始出现时的事件和某些情况(例如外伤)。
- 疼痛性质、部位、放射情况和严重程度[用疼痛量表评估疼痛的严重程度(见第 7 页)和对治疗的反应]。
- 加重和缓解的因素。
- 与以前疼痛的比较(例如,"这是你经历过的最痛的一次吗?")。
- 是否服用镇痛药。
- 伴随的症状(如疲劳、抑郁症、肾绞痛时尿路症状)。
- 心理上的问题,疼痛对患者的影响(见框 1-3)。
- 既往病史和手术史。
- 用药史(包括处方药、非处方药、补充及替代药品)和过敏记录。
- 使用非法药物史。
- 对可能导致疼痛的原因和其他有关方面的体检。
- 与可能的诊断相关的调查。

1.3.1 病史

在采集病史时，应给予充分的时间。以开放问答的形式，这样患者可在一个开放和支持的气氛里表达他们任何的恐惧或担忧。

有些患者可能无法给出一个准确的病史（见"沟通困难人群"，第13页）。在这种情况下，可以采取从亲戚朋友或者患者护理员那里获得相关病史。

1.3.1.1 部位

疼痛的主要部位常常不止一个。应识别每一个疼痛的部位，并单独评估，因为各个不同部位的疼痛可能涉及不同的病理或机制。使用身体图（body chart）来帮助监测各个疼痛部位的治疗效果。

定位疼痛的部位有助于明确诊断。躯体表面的疼痛比内脏疼痛更容易精确定位。

1.3.1.2 疼痛的放射

疼痛的放射性和牵涉性通常很有特点，有助于我们对疼痛的原因和类型进行判断。例如，肩胛顶部的疼痛提示疼痛原因可能来源于膈肌病理性改变或肝包膜（伸缩）；膝关节或髋关节外侧疼痛提示髋关节或腰椎病理性改变；睾丸或腹股沟疼痛可能预示输尿管或腹膜后病变。

1.3.1.3 性质

性质是指患者对疼痛描述的文字（参见表1-1中"描述"）。

疼痛的性质也提示我们患者是如何对疼痛进行反应的。当疼痛被描述为"难以忍受"、"无法忍受"或"极度的"时，其传达的信息与我们想象中的"烦人"或"不舒服"是不同的，它代表是一个性质不同的疼痛经历。

1.3.1.4 严重程度

疼痛的严重程度通常使用一维尺度量表。包括以下几种方式：

- 分类或口头描述评分（使用描述词测量疼痛程度，如无痛、轻度、中度、重度、有史以来最严重的疼痛）。
- 数字疼痛评分（0～10 或 0～100）。
- 视觉模拟疼痛评分（在简单的线条两端加上文字说明）。
- 脸谱疼痛评分（针对无法使用其他尺度测量法的患者）。

上述疼痛量表举例见附录 1。

每个患者的病情不同，在测量疼痛程度时，应当使用最适合患者的疼痛量表。有些患者可能无法使用疼痛量表，对于这类患者请参照"沟通困难人群"（第 13 页）中介绍的其他评估办法。

疼痛严重程度量表提供了针对疼痛强度的主观指标。这个指标要比我们观察到的患者表现出的行为更为精确，因为它们是更直接的测量指标。医生开处方药时可以将疼痛量表作为参考（见图 2-1）。疼痛严重程度量表也可用于在较长时间内观察患者对治疗干预的反应，并做出相应的治疗调整（例如可参见图 4-1）。

当询问病史时，提问要清晰明了。如：

- 在过去 24h，疼痛有变化吗？
- 在 24h 内，这是疼得最厉害的吗？
- 目前的疼痛程度如何？
- 疼痛有没有造成其他影响？

在休息和运动的时候，疼痛的严重程度是不同的。对疼痛程度各个方面的评估能够很好地指导我们管理治疗每个疼痛患者。在评估患者的主观疼痛程度的同时应参照其他反映疼痛严重程度指标（如活动能力和日常活动），以获得一个完整的疼痛严重程度的印象（见下面的例子）。

> 在休息和活动的不同时刻测量疼痛程度有助于评估疼痛对患者其他身体功能的影响。

在手术后的一天，患者在床上休息感觉良好，数字疼痛评分在床上休息时为 5/10 的评分。在物理治疗期间，患者得起床走到卫生间，疼痛评分上升到 8/10。如果在物理疗法之前，使用适当的镇痛药，这样患者就能完成活动而疼痛评分也不会上升。

不能将疼痛严重程度量表作为开具药物的唯一依据，特别是对于慢性疼痛患者（见第 126 页）。不可能通过疼痛严重程度量表来判断组织病变的严重程度，其可能受多种因素影响，包括情绪、焦虑和疲劳。然而，在某个患者治疗中，视觉模拟或数字疼痛评分随着治疗时间的延长呈现出下降的趋势，常提示治疗有效。

1.3.1.5 加重和缓解因素

了解导致疼痛加重或减轻的因素常可以帮助诊断（例如肋骨骨折引起的呼吸时疼痛）和治疗（例如用热效应减轻运动时疼痛）。在制订治疗计划时也应该接纳患者自己所采用的缓解疼痛的方法。

了解既往对镇痛药的反应可以帮助确定初始用药的剂量，并防止重复以前无益的治疗。

1.3.1.6 疼痛发作的时间

记录每个部位每次疼痛的发作。注意一天中疼痛任何的波动，以及疼痛与运动、睡眠或其他活动（如来访）的相关性。记录疼痛在特定时段的变化或波动对治疗是有帮助的。例如，有炎性成分的疼痛（如类风湿关节炎或风湿性多肌痛）通常在早晨最严重，与骨关节炎相关的疼痛是在结束一天活动后程度最重，骨转移的疼痛常在夜间会更严重。其他因素（如夜间较为安静无法转移注意力），也可能导致疼痛在夜间加重。

1.3.1.7 患者对疼痛的理解

认清患者对疼痛的了解和感受。他们有时可能会担心一个不必要的简单问题，如患者也许会把便秘引起的腹痛误解推测为癌症的进展。

要更好地理解患者的疼痛经历，应询问什么样的相关因素影响到他们的疼痛。

1.3.1.8 疼痛的影响

询问患者疼痛对他们日常活动的影响（例如疼痛如何影响他们睡眠、行动、工作、专注和享受生活的能力）。多维尺度量表如简明疼痛量表（Brief Pain Inventory，BPI）❶ 提供了有关疼痛的影响以及疼痛的严重程度的信息。BPI 也可用于较长时间的跟踪疼痛对患者的影响。

1.3.2 检查

检查是疼痛评估的一个重要组成部分。它包括体格检查和精神状态检查。检查的目的是：

- 诊断告知；

---

❶ A copy of the Brief Pain Inventory is included in：Medical care of older persons in residential aged care facilities. 4th ed. South Melbourne：The Royal Australian College of General Practitioners，2006. An online version is available from the RACGP website（www. racgp. org. au/guidelines/silverbook）。

- 洞察目前疼痛对功能的影响；

- 针对未来的临床变化，提供可参考基线的测量。

检查的重点和范围应根据临床背景而定。对因为跌倒受伤的急性踝关节疼痛患者在急诊室的检查是不同于在慢性疼痛门诊治疗的慢性颈部疼痛患者的。

体格检查和精神状态检查部分在大多数基本医疗书籍和资源中都有提到。那些与疼痛患者特别相关的一些其他因素列于框1-2。

框1-2 评估疼痛患者时应考虑的其他检查部分

体格检查

感觉测试有助于定位和明确患者的疼痛体验。评估疼痛是否存在诱发刺激，患者对这种刺激的反应是否适当。

评估疼痛局部区域或整个系统的功能——包括观察自主活动和最大耐受能力。例如，患者肋骨骨折引起胸痛应做胸部活动度检查，同时也要求其用最大力度呼气。这些体检结果可以用来测量使用镇痛药后其功能是否得到改善。

评估全身功能——涉及评估患者日常和休假期间的活动耐力。例如，对于一个由椎间盘炎引起慢性腰部疼痛的患者，应该观察评估体位变化（从卧位到坐位到站立）对疼痛的影响，运动情况（是否在运动时需要给予帮助），站立和行走的耐受力，平衡能力，穿衣和负重情况。

精神状态检查

情绪和情感——慢性疼痛与抑郁症紧密关联，重要的是医生能够识别和量化情绪状态的改变。

思想内容——评估是否有自杀念头，特别是要考虑到过量使用处方药物所可能导致的损害。识别是否存在灾难性想法（杜撰出来的玄妙的病情）和因恐惧而逃避的想法也很重要，这点在评估慢性疼痛时尤为重要。

认知——现在我们知道剧烈疼痛会损害认识和记忆；用于治疗慢性疼痛的许多药物也能损害认知力。

洞察力——评估患者对其病情、预后的了解以及对治疗的期望。

1.3.3 探查

进行有针对性的探查，开具的探查应该有助于证实临床印象的正确性和进行治疗决策。避免普查性的探查，应对特定的患者开具有针对性的探查。在进行下一步探查前应查看以前的探查报告。不适当的"过度探查"往往导致不切实际的治疗期望和不必要的成本。

1.3.4 急性疼痛

1.3.4.1 初步评估

当患者出现急性疼痛，应评估其是否属于需紧急处理的严重疾病。即使引起疼痛的病因非常严重，首先控制某些极为痛苦的症状如疼痛，这通常有助于我们更好地对患者进行全面的评估。

> 当患者出现急性疼痛时，应评估其疾病是否严重，是否需要紧急处理。

以视觉模拟或口头描述评分来评估疼痛严重程度，并对治疗的反应进行评估（见附录1）。

一旦疼痛得到缓解和控制，就可以进行下一步更全面的评估了（关于需要考虑的重要因素见框1-1和框1-2）。但必须结合患者的表现，在某些情况下，如创伤和局部疼痛时，应该有关注的重点。

1.3.4.2 继续评估

一旦控制住初始疼痛，应定期监测患者对治疗的反应。常常需要重复使用镇痛药。关于疼痛治疗的建议、对疼痛控制的期望、药物减量和潜在问题都应该在患者、护理人员和（或）家庭成员离开之前与其协商讨论。

1.3.4.3 病历记录

应该使用合适的评估工具对患者最初疼痛程度进行记录。使用相同的评估工具，对每次治疗和对镇痛药的反应进行评估并记录。

1.3.5 复发或慢性疼痛

1.3.5.1 初步评估

当患者有反复发作或慢性疼痛症状，按照框 1-1 和框 1-2 概述的一般方法进行评估。同时注意：

- 重新评估最初的诊断；
- 回顾以前的镇痛治疗和疼痛管理策略，它们可能会影响后续治疗的选择和剂量；
- 考虑疼痛是否由药物引起（比如在服用他汀类药物后的骨骼肌肉疼痛，药物滥用性头痛）；
- 进行心理社会评估（见框 1-3）；
- 考虑对认知功能进行评估；
- 进行全身检查，包括一个完整的神经系统检查。检查相关的神经功能，如痛觉迟钝/痛觉过敏、麻痹和感觉迟钝。

框 1-3 心理社会评估

当进行疼痛患者的心理社会评估时，应建立良好的关系，主动聆听。了解患者目前的情况。建立相关的患者人口统计学资料（如家庭、文化/语言、工作状态、薪水状态）。

询问患者具体的问题：

- 疼痛的情况/病史（如渐发的与突然或创伤性发作，接受的治疗和效果）。
- 疼痛的模式（持续存在或间断性发作，何时加重/减轻及与患者活动的关系）。
- 疼痛的影响（他们的顾虑、担忧以及对痛苦的想法）。
- 他们的情绪状态（例如恐惧/焦虑，抑郁，接受）。
- 他们对疼痛的反应（如被动与主动的应对方式。被动包括回避增加疼痛的活动，对镇痛药和对他人的依赖，等待着疼痛的缓解。主动包括试图尽可能地多保持正常活动，自力更生，有解决问题的技能）。
- 疼痛对人际关系、工作生活和其他的重要方面（家庭、工作场所、其他医疗服务提供者）的影响。
- 他们对疼痛和治疗的期望。
- 在患者生活中疼痛带来的影响——包括现在和过去。

1.3.5.2　继续评估

定期评估患者对治疗的反应，特别是在功能改善和痛苦程度方面。反复出现同一模式的疼痛，可能有其背景原因。

1.3.5.3　病历记录

病历中记录疼痛的评估。它可以影响评估时和未来的临床决策。疼痛记录包括三个层面并且相关联：

* 筛查——尤其是在癌症患者中，疼痛是进展性疾病的一个常见的后果；
* 初步评估——所有在前面文章中所讲述的有关疼痛评价的内容均应给予记录；
* 持续的评估——后续的记录不一定很全面，但应关注对治疗的反应，比如疼痛严重程度的变化和对活动能力的影响。当疼痛发生巨大变化时，我们应该做一个更全面的评估。

1.3.6　沟通困难人群

疼痛始终是一个主观的感受；然而无法表达疼痛并不意味着该人是不需要评估和治疗疼痛的。沟通困难的人可能包括那些有认知功能障碍（例如由于老年痴呆症或精神错乱）、智力障碍、语言或听觉障碍和年幼的儿童。对于儿童的疼痛评估，请参阅"儿童的疼痛评估"（第159～163页）。

应当由适当的专业口译人员为英语不流利的患者提供帮助。

1.3.6.1　老年人

在对老年人进行有效的疼痛管理时需要评估其所合并的疾病情况，它有可能影响如何选择治疗或效果。评估同时还应该包括生理、心理和认知功能方面。在老年患者慢性疼痛的治疗中，他们的功能改善常比疼痛程度减轻更为明显。

合并症，包括神经系统疾病，常常影响患者的处理和反应时间。给老年人充分的时间描述病史和对事件的看法，并回答他们的问题。可以从亲属或护理者那获得更多的信息。如果要求患者站立和行走，他们有可能会抱怨疼痛，拒绝要求以获得休息。年纪大的人可能会使用这些词语，如"酸痛"和"痛"而不是"疼痛"。

1.3.6.2 认知功能障碍患者

针对认知功能障碍的患者，临床评估方法（例如由于痴呆或谵妄）取决于认知功能障碍的严重程度。老年痴呆症使评估和控制疼痛变得更加复杂。在早期和中度痴呆阶段，患者往往具备汇报疼痛的能力，尽管他们可能无法准确地讲解疼痛开始的时间以及对以往治疗的反应。可以通过寻求协作以获得病史。在这个阶段，患者常常会发现口头描述评分（即轻度、中度、重度）比数字或视觉模拟疼痛评分更容易完成。

随着老年痴呆症病情进展，患者慢慢地变得不能够理解、解释和报告疼痛。语言能力也将丧失。这时疼痛评估的方法将从主观报告转移到代理或观察评估。当做这类患者的疼痛评估时，家人和看护者的报告、直接观测和观察仪器［如阿贝疼痛评分（见第 206 页）或 DOLOPLUS-2❶ 评分］是必不可少的。

行为障碍表现如情绪激动、反抗护理、攻击行为和声调异常都可能由于疼痛引起的，但是经常被误认为仅仅是痴呆症相关的临床表现。在患者无法进行有效的语言描述时，呻吟、表情痛苦、摩擦疼痛部位或者不愿意活动或参与日常活

---

❶ 老年人行为疼痛评价量表 DOLOPLUS-2 评分见 www. doloplus. com/pdf/3V＿DOLOPLUS＿GB. pdf。

治疗指南：疼痛分册

动都可能提示疼痛。这时应考虑使用有时限的镇痛实验性治疗。

澳大利亚疼痛协会❶帮助社区老年护理机构对这里的老人进行疼痛的详尽评估。同时还给老年护理机构提供一个套包。来帮助实施疼痛管理❷。

接近死亡和半昏迷状态的患者仍然可以评估他们的疼痛。面部表情（如愁眉苦脸）或移动时身体僵硬都是痛苦的表现，疼痛是导致这些表现的原因之一。

1.3.6.3 当存在不确定性时

如果观察的情况不足让我们清晰地了解情况，评估者可以：

- 从家人或朋友或卫生保健提供者那里寻求更多的信息；
- 征求他人的意见；
- 寻求专科医师的意见，特别是发现不寻常疼痛、前后不一致、患者或患者情况没有改善时。

---

❶ Australian Pain Society. Pain in residential aged care facilities: management strategies. Sydney: The Australian Pain Society, 2005. (www. apsoc. org. au/owner/files/9e2c2n. pdf)

❷ Edith Cowan University. The PMG kit for aged care. An implementation kit to accompany The Australian Pain Society's pain in residential aged care facilities: management strategies. Australian Government Department of Health and Ageing, 2007. (www. health. gov. au/internet/main/publishing. nsf/Content/ageing-publicat-pain-management. htm)

第2章

急性疼痛：一般治疗方法

　　急性疼痛通常是近期发作的与损伤或疾病相关的疼痛。它有可能恢复并回到正常状况。急性疼痛一般是对组织损伤的伤害感受性改变，有一个熟知"经典的"表现，疼痛的部位、类型、模式和放射特点暗示着潜在的病理改变。然而，中枢和外周的神经病理性疼痛也可以出现在疾病的急性期，急性疼痛临床表现不典型。

　　急性疼痛通常是一个积极的生物学功能，能够引起个体对疾病或伤害的关注，并引起一系列反应以尽量减少对组织的进一步损害。对任何的疼痛患者，重点都应该放在潜在病因的诊断和治疗上。除了控制疼痛外，还需要对于潜在的病因进行特殊的治疗。当潜在的疾病或损伤痊愈时，急性疼痛也通常缓解。

　　通常急性疼痛是严重病变的症状，但是，即使症状中没有疼痛，也不能排除严重病变的可能性（例如识别老年人无症状性心肌梗死）。

　　创伤（见第32～41页）或手术（见第42～67页）后可能会出现急性疼痛。下面的讨论是有关非创伤疼痛和非手术疼痛的对症管理。

　　对于阿片耐受患者的急性疼痛，见第68～74页。

　　有关儿童疼痛管理的详细信息，请参阅第158～202页。

　　对于一些特殊情况的疼痛管理策略，请参阅 *eTG complete*（见框2-1中给出的例子）。

　　急性疼痛反应包括即刻的反射性反应：
- 行为（如回避、惊叫、检查、保护和休息）。
- 自主神经兴奋（如面色苍白、出汗、心动过速、震颤）。

　　这些特征表现给观察者提供了患者可能正在经历疼痛的客观证据，虽然这不是绝对的。目前尚无绝对可靠的手段"证明"一个人是在疼痛中，或者也无法因为这些人没出现这些表现而否认疼痛存在。

　　急性疼痛的后续反应可能包括忐忑不安，为了安全和寻求解释而进行检查，对原因的推测（包括灾难性想法），回忆过去的经历，以及寻求缓解疼痛。与疼痛强度刺激一样，这些随后的反应取决于当前情况对此人的影响。

　　不同的人对疼痛的耐受性是不一样的，一个人对疼痛的耐受性取决于病程、背景和经历。人们常忍受急性疼痛并转移注意力，直到其威胁到了他们的日常生活，才去正面面对并寻求帮助。

> 一个人的急性疼痛后续反应取决于疼痛的强度及其造成的影响。

急性疼痛并不总是减轻（见"急性疼痛迁延为慢性疼痛"，见第88~101页）。其中一个原因可能是原发疾病不能缓解。其他导致疼痛持续不缓解的因素包括：

- 初始疼痛缓解不足；
- 疼痛的神经病理性质（如带状疱疹）；
- 患者因素，如对病因缺乏了解，对疼痛意义的不确定、恐惧和焦虑；
- 不恰当的治疗方案，如长期的制动和用药不当；
- 合并症。

2.1 急性疼痛处理的阶梯方案

很难预测疼痛患者需要多大的镇痛药剂量。轻度疼痛的人可能不需要用镇痛药，用非药物治疗方法就能够解决疼痛问题。

如果需要用镇痛药，可以从对应患者疼痛严重程度的阶梯式方法开始。当决定进行治疗时，要同时考虑其他评估结果（如合并症，疼痛对功能的影响）和患者出现疼痛的临床背景（见图2-1）。

镇痛药应从小剂量开始，并根据患者的反应和不良反应情况逐步调整。如果使用了每日最大剂量，疼痛仍然无法缓解，在进行下一步骤之前，应重新评估病因。

如果考虑疼痛是神经病理性疼痛，如何管理请参阅 *eTG complete* "神经痛"部分。

2.1.1 步骤1 轻度急性疼痛

轻度疼痛可能对非药物治疗有反应，不需要使用镇痛药。安慰、休息（非肌肉骨骼疼痛）、冰敷或热敷可能缓解成人疼痛。对于儿童，见"儿童疼痛的非药物治疗"（第163页）。

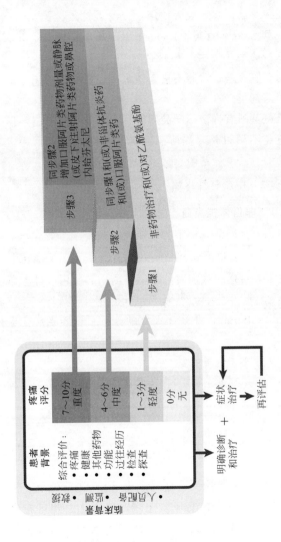

图 2-1 对新近出现的急性疼痛何时使用镇痛药①

① 使用一个有效的适合年龄段的疼痛强度量表（见附录 1 和表 12-1）。在决定选择步骤前应在其他评估中发现和临床背景下考虑患者的疼痛强度评分。推荐剂量见正文。在进行症状控制的同时可以进行进一步评估探查和精确的治疗。

如果非药物治疗措施不能减轻急性疼痛，可采用口服对乙酰氨基酚来缓解疼痛。成人使用：

对乙酰氨基酚1g口服，4～6h1次，每日最多4g。小儿对乙酰氨基酚的剂量请参阅表12-4。

严重的肝脏疾病、营养不良、体重过轻或体弱的老年患者应减少用药剂量。

对乙酰氨基酚有许多不同品牌名称，单独和复方制剂形式都有。避免不慎过量，提醒患者考虑所有药物的对乙酰氨基酚总量。

> 必须考虑所有药物的对乙酰氨基酚总量。

2.1.2 步骤2 中度急性疼痛

2.1.2.1 非甾体抗炎药

如果服用对乙酰氨基酚不能缓解疼痛症状，在没有非甾体抗炎药（nonsteroidal anti-inflammatory drugs，NSAIDs）禁忌的情况下，可使用或加对乙酰氨基酚一起使用。可考虑使用：

1 布洛芬200～400mg，每日3次口服。小儿布洛芬剂量请参阅表12-5。

或（取决于患者合并症）

2 双氯芬酸25～50mg，每日2～3次口服。小儿双氯芬酸剂量请参阅表12-5。

或

2 萘普生250～500mg，每日2次口服。小儿萘普生剂量请参阅表12-5。

应权衡NSAIDs可能的益处与危害（NSAIDs的主要不良反应见表2-1），特别是高风险患者，建议优先使用布洛芬。这是由于布洛芬的广泛使用经验及其不良反应呈剂量依赖性。在本指南编写时，萘普生的使用似乎降低了心血管疾病的风险，但是提高了胃肠道不良反应的风险。双氯芬酸有较低的胃肠反应风险，但是有较高的心血管风险。当选择NSAIDs，应考虑患者的合并症。

表2-1 非甾体抗炎药的主要不良反应[①]

系统	不良反应	注释
心血管系统	血压升高、液体潴留、心肌梗死、脑卒中、心血管死亡	• 除了小剂量阿司匹林，心血管疾病时慎用NSAIDs
消化道系统[②]	上腹痛、胃糜烂、消化性溃疡(胃和十二指肠)、食管溃疡、胃肠道出血、穿孔、小肠黏膜溃疡	• NSAIDs各药物间严重胃肠道不良反应的相对风险不同，且呈剂量依赖性 • 与处方NSAIDs相比，非处方NSAIDs发生溃疡和出血的风险较低，因为它们的剂量小、半衰期较短且使用时间一般较短 • 选择性环氧化酶-2(COX-2)抑制的NSAIDs(如塞来昔布、依托考昔)减少但不消除溃疡病及并发症的风险(合用阿司匹林将消除此效果)
肾	肾功能受损	• 风险因素包括围术期的老年人和虚弱的患者，已经存在肾功能不全、心脏衰竭、肝硬化，低盐饮食，合用利尿药、血管紧张素转换酶抑制药、血管紧张素Ⅱ受体阻滞药、阿司匹林或其他肾毒性药物

① 老年人发生NSAIDs相关不良反应的风险更大，需仔细评估其是否需要NSAIDs治疗。

② 有关风险因素的知识及预防NSAIDs诱发溃疡见 *eTG complete* 中"NSAID诱发溃疡"内容。

在尽可能短的时间使用最小有效剂量的NSAIDs，通常不超过 2 周。在 2 周后检测患者的急性疼痛是否得到缓解。

对下列患者谨慎使用布洛芬、双氯芬酸和萘普生，若需使用，尽可能使用剂量范围的最小值：老年人，肾脏疾病者[如果估算的肾小球滤过率（eGFR）小于 30mL/min 应避免使用]，有消化性溃疡病史者（若存在活动性消化性溃疡疾病或出血时禁用），高血压病或心力衰竭患者。

小剂量阿司匹林可减少因为使用 NSAIDs 而造成的心血管疾病风险的增加，但会增加对胃肠道的不良影响。然而无论是否使用 NSAIDs，患者可继续服用小剂量阿司匹林保护心血管。

有少量的 NSAIDs 不用处方就可在在药店购买。除了小剂量阿司匹林外，每次不要同时使用一种以上的 NSAIDs 药物。

2.1.2.2 口服阿片类药物

如果患者有中度疼痛，若对乙酰氨基酚或 NSAIDs 无法充分缓解患者疼痛时，且疼痛干扰了患者日常生活，可以考虑口服阿片类药物。根据患者对先前治疗的反应，选择最合适的治疗方案。

对于儿童阿片类药物的选择及剂量，参考第 174～176 页。成人可考虑使用：

1 可待因 30～60mg 口服，必要时可每 6h 服用。

或

1 曲马多即释剂 50～100mg 口服，根据需要每日最多 4 次。

或

2 羟考酮即释剂 2.5～15mg 口服，必要时可每 4h 服用一次。

老年人应使用小剂量，特殊情况下可达到最大剂量，健康年轻成年人可使用最大剂量。应根据患者反应滴定剂量。

在使用处方阿片类药物之前，应始终考虑其可能达到的镇痛效果、危害和监管要求（见表2-2）。建议患者从最小有效剂量开始服用，并根据反应逐渐调节剂量（即"小剂量开始和小剂量增加"）。老年患者可能对阿片类药物特别敏感（见第30页），在用药间，需要仔细监控。便秘是阿片类药物常见不良反应，提醒患者同时服用泻药（如多库酯和番泻叶合用）。

有证据表明，较小剂量的可待因，每6h服用少于30mg，镇痛效果不强于简单的镇痛药。可待因是一种前体性药，需要通过细胞色素P450（CYP）2D6同工酶转换成吗啡。这种转换依赖于不可预测的患者个体药物遗传学。6%～10%的白种人和1%～2%的亚洲人缺乏CYP2D6同工酶，服用可待因无法产生镇痛效果。相反的，一些人（高达10%白种人和30%北非人）能超快速代谢可待因，故其较为容易出现吗啡毒性反应。如果哺乳期妇女是超快速代谢者，在哺乳期间使用此药物必须了解其对新生儿的风险。哺乳期妇女应该避免反复使用可待因。如

> 哺乳期母亲服用可待因，必须密切监测婴儿。

果使用，必须监测婴儿镇静和（或）喂养情况（见附表2-2）。

在使用曲马多前需要考虑可能的药物相互作用。推荐75岁以上老年人每日曲马多最大剂量为300mg。曲马多不良反应的发生率限制了它的使用，尤其是对于年老体弱的老年人或有认知功能障碍者。

对48h内同时口服阿片类药物及对乙酰氨基酚和（或）NSAIDs而疼痛没有得到缓解的患者应进行再次诊查。

针对急性疼痛患者服用阿片类镇痛药，随时要有预备停药计划。

2.1.3 步骤3 重度急性疼痛

针对重度急性疼痛患者，使用镇痛药的途径取决于疼痛

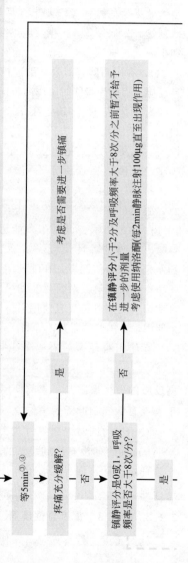

初始阿片类药物剂量取决于年龄和临床表现[如合并症、合并使用药物、阿片类药物的用药史和(或)不良反应]。所有接受静脉阿片类药物的患者需要对其治疗效果和不良反应情况进行密切监测。应备有紧急复苏设备。小剂量开始逐步滴定以达到患者实际需求剂量。在参考到所有因素后，适当的初始剂量应是：

1 吗啡2～5mg，静脉注射②。对70岁以上患者或之前使用吗啡出现不良反应的患者，使用该剂量范围内较小的剂量

2 芬太尼30～75μg，静脉注射②。对70岁以上患者，使用该剂量范围内较小的剂量

重度急性疼痛？
│
是

等5min③④

疼痛充分缓解？ —— 是 —→ 考虑是否需要进一步镇痛
│
否

镇静评分是0或1，呼吸频率是否大于8次/分？
│ 是   │ 否
│   │
是   否
                              │
在镇静评分小于2分及呼吸频率大于8次/分之前暂不给予进一步的剂量
考虑使用纳洛酮(每2min静脉注射100μg直至出现作用)

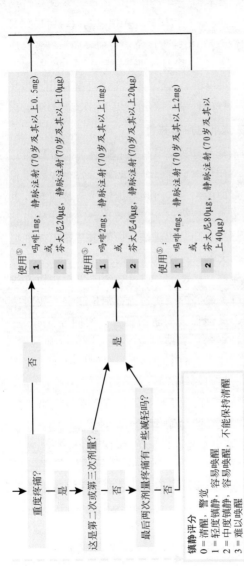

图 2-2 对于成年人重度急性疼痛，初次应用静脉应用阿片类药物的剂量滴定方法[①]

① 该图提供了成年人重度急性疼痛时间断使用阿片类药物进行治疗初始治疗的指南，并假定患者既往无阿片类药物用药史（即不具有阿片耐受）。此指南不适合用于轻度疼痛的维持镇痛。
② 因为个体对阿片类药物的敏感性不同，所以一般推荐较低的初始量。在某些情况下（例如由由有经验的急诊医师在临床紧张情况下，或使用健康的年轻成人可使用达到较高的初始剂量（例如达到 10mg 吗啡，静脉注射；或 150μg 芬太尼，静脉注射）。
③ 静脉吗啡剂量的最高峰可能超过 15min 都不会出现。
④ 如果是芬太尼，患者小于 70 岁，需要超过 20mg 的吗啡（或 400μg 芬太尼），或患者 70 岁以上，需要超过 10mg 的吗啡（或 200μg 芬太尼），应该对患者的临床情况进行审查。
⑤ 使用小剂量芬太尼时可使用稀释液。在一个 10mL 的注射器中，将 10mg 吗啡（或 200μg 芬太尼）用 0.9% 氯化钠稀释至 10mL。

镇静评分
0 = 清醒，警觉
1 = 轻度镇静，容易唤醒
2 = 中度镇静，容易唤醒
3 = 难以唤醒

的严重程度，以及需要镇痛药快速作用的速度。在某些情况下，口服镇痛药就足够了。在慎用阿片类镇痛药时，可使用对乙酰氨基酚和非甾体抗炎药治疗重度急性疼痛。如果患者已服用镇痛药，但未达到最大剂量时（见"步骤2　中度急性疼痛"，第20~23页），可以增加剂量。某些情况下可采用多模式镇痛（见第42页）。透皮阿片制剂不适宜用于治疗急性疼痛。

2.1.3.1　静脉使用阿片类药物

对于大多数的重度急性疼痛（例如心肌梗死、肾绞痛），静脉注射起效快且作用可靠。通常使用吗啡。若患者既往有使用吗啡出现不良反应的病史，可用芬太尼作为替代药。也可使用羟考酮和氢吗啡酮，但必须了解阿片类镇痛药的相对效力（见表5-1）。如果使用氢吗啡酮，应知道其作用强于吗啡的 **5 倍**，不适当的大剂量可能是致命的。

虽然有效减轻疼痛是必要的，但过量的阿片类药物可能带来更严重的风险（见表2-2）。快速进行剂量滴定，找到一个既可以快速镇痛、又能保证安全的剂量。约间隔5min重复使用小剂量药物，直到达到镇痛效果或出现镇静和（或）呼吸抑制这样的禁忌证，表明不能再进一步增加阿片类药物剂量。这种滴定方法举例参见图2-2。

当给予患者静脉注射阿片类药物时，需要备有适当的监测和复苏设备。定期监测镇静评分（见图2-2）、呼吸频率以及动脉血氧饱和度（如果可能）。在病房里，对静脉

> 仔细监测接受静脉阿片类药物的患者的镇静评分。

阿片类药物写"PRN"是不恰当的。社区的急性疼痛患者需使用肠道外阿片类药物时，应转移到医院进行进一步的治疗。

小儿静脉注射阿片类药物的剂量，请参阅表12-7。

表 2-2 短期使用阿片类药物的不良反应①

系统	不良反应——短期
呼吸系统	呼吸抑制(过度镇静＋/－呼吸频率减少②)或呼吸暂停(在睡眠中或同时合并镇静药、催眠药、酒精、大麻和一般麻醉药),支气管痉挛
心血管系统	静脉使用阿片类药物期间出现心动过缓,血管扩张和低血压,直立性低血压
神经系统	剂量依赖性神志不清,谵妄,镇静,烦躁不安,欣快感,咳嗽抑制,瞳孔缩小,认知受损(需要仔细监测,患者应该被警告不要开车)
皮肤	出汗,潮红,荨麻疹,皮肤瘙痒
消化系统	恶心,呕吐,厌食,胃动力下降,呃逆,胃排空延迟,消化变缓,大肠蠕动减慢,肛门括约肌张力增加,便秘
肌肉骨骼系统	肌阵挛(大剂量,患者存在肾功能受损)
泌尿系统	尿潴留和排尿困难,外部括约肌张力增加,逼尿肌张力减少

① 长期使用阿片类药物的不良反应参见表 10-3。

② 不能用呼吸频率的降低作为呼吸抑制的指标(血中高二氧化碳浓度),它可以与正常的呼吸频率共存。评估呼吸抑制时以镇静作为指标更为敏感。

2.1.3.2 皮下使用阿片类药物

如果不能及时获得静脉通路,可以考虑使用皮下途径。

皮下途径优于肌内途径因为其痛苦少,不太可能导致肌肉和其他结构的损害。皮下途径不适合于外周灌注较差或水肿的患者。

皮下注药后约 30min 出现镇痛药顶峰效能。

剂量的多少取决于患者的年龄、临床背景[例如合并症、同时使用药物、阿片药物使用史和(或)不良反应发生的病史]和密切监测患者的能力。考虑到这些因素后,对于成年人的合适剂量是:

吗啡 2.5～10mg SC，作为单次剂量。

对于 70 岁及以上的老年人应使用剂量范围的下限。在以下情况可使用高剂量范围：急性重度疼痛的健康年轻人，且备有适当的监测和复苏设备时（包括备有用于拮抗阿片类药物作用的纳洛酮）。

因为皮下注射后药物吸收可能会被延迟（特别是外周供血不足患者），不良反应的发生可能也会延迟。如果患者因为急性疼痛在社区里接收皮下阿片类药物治疗，应监测疼痛和镇静评分（见表 12-10）、呼吸频率以及动脉血氧饱和度（如果可能）至少 2h，或转移到医院做进一步治疗（理想情况下通过救护车）。

如果需要多次使用皮下注射吗啡，应考虑其他方法维持阿片类药物作用。

2.1.3.3 鼻内芬太尼

芬太尼是高度亲脂性阿片，能够很好地被鼻黏膜血管吸收，从而避免首次代谢。该给药途径与静脉内给药相比有约 70％ 的生物利用度。

芬太尼的鼻内使用途径其说明书中并未标识。已经对其替代静脉给药用于烧伤、小儿急救、儿科患者术后镇痛（见表 12-7）和姑息治疗进行了评估。其还被医务人员广泛用于院前急救。

鼻内给药装置需要迅速地把溶液细雾喷入鼻腔。鼻内途径避免了静脉内插管，并且在静脉给药不可用时其镇痛效应比静脉给药更快速。禁忌用于有鼻部充血、闭塞或鼻衄的患者。

2.1.3.4 甲氧氟烷

甲氧氟烷是一种挥发性麻醉药，在有效的镇痛浓度时通常不会引起意识丧失。其被用于短期镇痛，也可用于急性创伤、患者转运和伤口换药。

在接受过培训的人员的监督下，甲氧氟烷可以由有意识的、血流动力学稳定的患者通过吸入装置或蒸发器自行使用。在救护车中，当无法开通静脉通路时可使用甲氧氟烷设备提供镇痛。然而，随着更安全和更有效的药物的出现，甲氧氟烷的使用受到了限制。在适当的复苏设施齐备时，才可使用甲氧氟烷。活性炭清除装置应与吸入器同时使用以免其他人员暴露于甲氧氟烷。

甲氧氟烷偶尔会导致意识丧失、低血压、恶心、呕吐等。重复给药时肾毒性增加与氟离子的聚集有关，有肾脏疾病病史的患者禁用。按镇痛剂量使用时，有肝毒性病例的报道。甲氧氟烷可诱发恶性高热，禁用于可能出现恶性高热的患者。在24h内成年人甲氧氟烷的使用量不超过6mL，1周内不超过15mL。

有关可用性和给药方法的详细信息，请参阅 *NPS RADAR*❶中的"甲氧氟烷（Penthrox）镇痛（医生包目录）"。

2.1.3.5　后续的镇痛治疗

在完成初始治疗后，重度疼痛患者通常需要持续口服镇痛药。应在尽可能短的时间内使用最小剂量，但是要注意保证充分的镇痛。对疼痛性病变的自然病史和通常缓解速度的了解可能有助于确定使用镇痛药的可能的持续时间。应适时切换到口服阿片类药物，按照图2-1和图4-1的步骤进行镇痛。

---

❶ Methoxyflurane (Penthrox) for analgesia (doctor's bag listing). NPS RADAR 2010 November.（www. nps. org. au/health _ professionals/publications/nps _ radar/2010/may _ 2010/methoxyflurane）

与患者的家庭医生联系，以确保适当的后续治疗和规律的服药审查。

如果可能需要长期使用镇痛药时，治疗选择请参见"慢性疼痛：药理治疗"（第126～137页）。

2.2　老年人的急性疼痛

2.2.1　疼痛的治疗不足

疼痛的发生率随着年龄而增加，但是在老年人中往往存在对疼痛报告较少、认识不足及未被充分治疗。疼痛的治疗不充分存在患者和医生的因素。

相较于年轻患者，老年患者更不愿意报告疼痛未被减轻，这可能是由于其坚忍克己或不希望打扰繁忙的医生。

老年患者可能会否认"疼痛"，而是使用其他诸如"痛苦"、"酸痛"和"刺痛"来形容他们的感受。

疼痛控制不足可能是由于用药时的原则以"按需给药"为基础而导致用药不足。老年痴呆症、谵妄和其他形式的认知功能障碍也影响了对疼痛的报告。

有研究显示，具有相似疼痛的患者，认知功能障碍患者比认知正常患者服用镇痛药的剂量明显减少。这可能与担忧镇痛药对认知功能存在影响有关。如果怀疑一个无法用语言表达的痴呆症患者存在疼痛时（见"沟通困难人群"，第13页），镇痛药的选择和用量应类似于在相同情况下的其他老年人（见"急性疼痛处理的阶梯方案"，第18～30页）。如果几天后疼痛仍无明显的改善，应停止使用镇痛药。

2.2.2　阿片类药物的敏感性

老年人比其他成年人有更大的生理异质性，所以根据年龄选择用药时需要谨慎，不能仅考虑年龄。然而一般情况下，老年人需要用较低的阿片类药物剂量（相对于一般的成人剂量）来实现等效的镇痛。与年龄相关的生理变化并不能完全解释这一现象。虽然活性阿片类药物代谢产物的快速累积可能由于老年人肾功能降低所引起，导致他们用药剂量减少的更主要原因是大脑对阿片类药物作用的敏感性增加。这决定了镇痛效果和不良反应，例如呼吸抑制、恶心。

在老年人，通常从常规成人剂量的 25％～50％开始，根据患者情况逐步滴定。应经常监测老年患者的镇痛效果和不良反应发生情况。

> 老年人阿片类药物剂量应仔细滴定。

第3章
急性疼痛：创伤

对所有的急性创伤疼痛患者需使用适当的镇痛药——不仅出于人道原因，还因为它有助于更有效地评估和治疗损伤，且提高患者的满意度。疼痛专家认为，迅速控制创伤疼痛是必要的，有助于防止中枢敏化和发展为慢性疼痛综合征（见"慢性损伤后疼痛"，第96页）。

治疗创伤疼痛时镇痛药物的剂量常不足，且给药途径常常不恰当。口服镇痛药即可充分控制轻微创伤的疼痛。对于严重的创伤疼痛，在开始控制疼痛时应首选静脉滴定阿片类药物。这是因为其起效迅速、易于给药及反应的可预测性，特别是在患者出现循环系统改变的情况下。皮下和肌内给药途径缺乏这些优点，吸收速率缓慢且有个体差异。然而，如果无法静脉内给药，可使用皮下或肌内途径。吗啡是目前最常用的阿片类药物，也可以使用其他阿片类药物。避免使用哌替啶。老年患者应减少剂量。

对于急性创伤后的持续或反复发作性疼痛需要重新评估。

对于规律应用治疗剂量阿片类药物的患者，存在药物滥用的患者，或已经在使用美沙酮、丁丙诺啡或纳曲酮的患者，当为这

> 对阿片类药物耐受的急性疼痛患者需要额外的关注。

些患者提供镇痛治疗时，需要给予额外的关注。（见"阿片耐受患者的急性疼痛"，第68～74页）。

3.1 轻微创伤

轻微创伤（如割伤、轻度烧伤、软组织损伤）的成人和儿童首先考虑用非药物治疗作为一线治疗方法。简单的措施，比如夹板、吊带和冰敷都是有效的（见"儿童疼痛的非药物治疗"，第163页）。吸入镇痛药如甲氧氟烷（使用注意事项见第28页）和氧化亚氮＋氧气混合物（使用注意事项见第176页）可以快速有效地缓解疼痛。

医生的冷静、自信和对患者的安慰，有助于减轻疼痛带来的负面影响。

3.1.1 伤口和撕裂伤

尽早的闭合伤口和撕裂伤可防止气流和温度的影响而减轻疼痛。

修复单纯的低张力撕裂伤，组织黏合剂或免缝胶带（如白胶带）比针线缝合痛苦少，使用快速并具有相似的缝合效果。针对头皮裂伤，应考虑头发交叉固定术（hair apposition technique，HAT），因为它的痛苦少，不需要去除毛发，治疗效果与缝合类似。

对于需要缝合的伤口，可使用局部麻醉药直接浸润或外周神经阻滞（儿童局部麻醉药见第177页）。儿童有时会使用氧化亚氮（见第176页）。对**污染伤口**应进行彻底清创并给予适当的抗生素（见 *eTG complete* 中"伤口感染"适当的抗生素疗法）。

对于儿童复杂撕裂伤，考虑全身麻醉，或者应用氯胺酮镇静，此时可以合用或不合用咪达唑仑（见"儿童的操作相关性疼痛"，第187页）。深度镇静和麻醉需要一个适当的环境、经验丰富的工作人员、具备监护条件以及具备麻醉恢复和复苏的能力。

伤口闭合后盖上敷料。简单的镇痛（见第 18 页）通常足以控制疼痛。

与清洁伤口相比，污染伤口组织损伤和随后的炎症反应常更为明显，可通过口服镇痛药控制（见第 20～23 页），但需要根据镇痛效果进行剂量滴定，同时需要反复评估。

48h 后复查伤口。如果仍需要更多的镇痛药，评估是否出现感染或异物残留。对于需要更强镇痛药的患者、伤口面积巨大或合并严重感染的患者，需住院治疗。

3.1.2 扭伤和劳损

扭伤和劳损引起的疼痛通常在最初的 48h 内可通过休息、冰敷、压迫和抬高（RICE 疗法）来进行治疗。浸入冰/冰水比外敷冰袋更有效。压迫和冰敷一样有效。不要直接将冰块放在皮肤上。

对乙酰氨基酚通常可以提供充分的镇痛。如果在使用对乙酰氨基酚后疼痛仍然持续，重新评估患者病情并考虑使用非甾体抗炎药。剂量参见第 20 页。

在疼痛可忍受的情况下，建议患者尽快开始受伤部位的活动和被动运动。推荐 48h 后随访。如果疼痛和功能障碍与受伤的严重程度不成比例，重新评估并考虑是否存在其他诊断［如损伤被遗漏，早期的复杂性区域疼痛综合征（见第 97 页）］。尽早使用物理治疗可能会有帮助。

3.1.3 脱位和骨折

3.1.3.1 简单的脱位和骨折

对于简单的闭合性脱位或骨折的患者，在治疗和制动前需要进行初始的镇痛。如果具备训练有素的医务人员和适当的设备可以使用静脉注射吗啡或芬太尼（见图 2-2 和表

12-7)。局部肢体麻醉或局部神经阻滞也可考虑使用。

在非医院场所,皮下或肌内注射吗啡(见第 28 页)和吸入麻醉药(如甲氧氟烷,见第 28 页)是有效的镇痛方法。夹板通常会减轻疼痛。

除了使用镇痛药以外,可能还需要进行操作时的镇静(见第 75~87 页)。对于 2 岁以上儿童的剧烈疼痛,镇痛同时可考虑给予中度至深度的镇静(见"儿童的操作相关性疼痛",第 187~192 页)。在对儿童患者实施深度镇静或镇静的深度达到全身麻醉的水平时,应确保医疗环境、治疗人员的经验、监测、麻醉恢复和复苏能力足以保证患者的安全。对于 2 岁以下及存在镇静禁忌证的儿童,可以在全身麻醉下进行骨科治疗。

复位后,疼痛刺激被去除,复位时应用的阿片类镇痛药和镇静药可能导致镇静、呼吸抑制、低血压、心动过缓和可能的气道相关并发症。注意这些潜在的问题,并在必要时进行纠正。骨折或脱位纠正后,应对接受操作性镇静的患者进行密切监测。

> 骨折或脱位纠正后,应对接受操作性镇静的患者进行密切监测。

复位后,常常需要在未来的 5~7 天继续使用镇痛药。使用合适的夹板和固定是必不可少的。对于严重肿胀的创伤,使用石膏托往往优于围绕整个肢体圆周的石膏固定,因为后者可能会引起局部缺血。

骨折和脱位可引起剧烈疼痛。如果标准剂量的对乙酰氨基酚(见第 20 页)不能充分镇痛,可以添加羟考酮。

羟考酮即释剂,必要时每 4h 口服 2.5~15mg。老年人使用低剂量范围,仅对适当的健康和年轻的成年人使用大剂量范围。根据反应来滴定剂量。对于儿童,羟考酮的使用剂量见表 12-6。

合用或不合用

口服 NSAIDs, 成人剂量见第 20 页, 儿童剂量见表 12-5。

在使用阿片类药物时, 应始终考虑到可能的益处、危害和监管要求 (短期使用阿片类药物的不良影响见表 2-2)。

应权衡 NSAIDs 的潜在益处和危害, 特别是高危患者 (见表 2-1)。对长骨骨折的患者应考虑避免使用 NSAIDs, 因为目前对 NSAIDs 的使用是否损害骨折的愈合并增加骨不连接的风险存在争议。

在 24h 内对骨折和脱位进行复诊。如果疼痛没有改善, 考虑是否存在并发症 (复位或之前使用的全石膏固定带来的损伤)。在治疗后 48~72h 内, 如果疼痛程度加重或未能改善, 应考虑可能的情况如骨筋膜室综合征和其他。如果出现局部缺血征象, 建议立即转诊到骨科或急诊室。

3.1.3.2 复杂的脱位和骨折

对于复合的脱位或骨折或有神经血管损伤时, 应尽快纠正, 某些情况下甚至要在进行放射检查之前给予纠正。初始镇痛要求可能超过预期的常规剂量。应使用滴定的静脉阿片类药物 (成人参见图 2-2, 儿童参见表 12-7)。除了镇痛药外, 通常需要进行操作相关性镇静 (成人参见第 75~87 页, 儿童参见第 187~192 页)。

在初步复位后, 常需要进一步的处理——如切开复位和内固定术、手术清创、冲洗和外固定。通常需要持续镇痛, 但是剂量往往低于初始剂量。参见"术后阶段"的治疗方案 (第 45~66 页)。

3.1.4 轻微的胸部损伤

所有胸部创伤的患者, 在评估和病情稳定期间需进行连续的生理监测。单独胸部钝挫伤的患者通过对受伤部位进行冰敷可能可以减轻疼痛。早期的物理治疗和强化吸气锻炼对于维持和监测呼吸功能是必不可少的，因为它减少了节段性肺萎陷和随后出现肺炎的风险。不要通过捆绑或夹板固定胸壁来减轻疼痛，因为这样会增加通气不足和后续的节段性肺萎陷的风险。

一两个肋骨的单纯的单侧骨折、胸壁挫伤或胸骨淤伤的患者，可以使用对乙酰氨基酚控制疼痛（见第 20 页）。然而，其需要量往往超出了 24h 最大剂量。在这种情况下，完成初步的急救后，24h 内使用对乙酰氨基酚的最大剂量 4g，夜晚可加用一种 NSAIDs 药物。

应权衡 NSAIDs 的潜在益处和危害，特别是高危患者（见表 2-1）。

常需要口服阿片类药物如羟考酮。使用：

口服羟考酮即释剂 2.5～15mg，必要时每 4h 一次。老年人使用低剂量范围，只有适当的健康年轻成年人使用大剂量范围。根据反应来滴定剂量。必要时可能使用更大剂量及更频繁地使用。对于儿童羟考酮的剂量，见表 12-6。

在开处方阿片类药物之前考虑其潜在益处、危害和监管要求（短期使用阿片类药物的不良影响参见表 2-2，长期使用阿片类药物的不良影响见表 10-3）。

3.2 严重创伤

3.2.1 头部外伤

头部外伤患者的管理需要按照外伤处理标准步骤在有进行外伤处理设备的部门进行。

阿片类药物只能在经过与高年资的急诊科医生或神经外

科医生协商后开出。阿片类药物的镇静作用可能会与神经系统疾病加重相混淆。同时，阿片类药物的镇静作用也可增加动脉血管的二氧化碳含量和增高颅内压，从而使脑损伤和治疗效果恶化。

3.2.2 胸部严重外伤

成功的镇痛是治疗胸部严重外伤所需的全面护理的重要组成部分。良好的镇痛使得患者能够充分呼吸，从而降低了肺不张和肺炎的风险。

胸部受伤患者，如穿透伤、多个肋骨骨折、连枷胸或严重胸壁挫伤，常常由于疼痛限制了胸壁的活动从而影响了通气功能。最初的镇痛要求很高。常常需要进行通气支持来保持肺功能，特别是在老年人，如有呼吸窘迫应考虑早期转诊。在报告的病例中有 $11\% \sim 17\%$ 的死亡率，发生率最高的是年龄在 65 岁以上和有两根以上肋骨骨折的患者。

针对不需要通气支持的成年患者，初始可使用吗啡或芬太尼静脉负荷剂量（见图 2-2）。可使用吗啡或芬太尼来进行持续镇痛。成年人使用：

患者自控镇痛（PCA）（见第 51 页）。

或（如无法使用 PCA）

1 吗啡 $1 \sim 2mg/h$ IV，连续输注。

或

2 芬太尼 $20 \sim 40\mu g/h$ IV，连续输注。

老年人的初始剂量通常是成人剂量的 $25\% \sim 50\%$，并根据反应滴定。

儿童芬太尼和吗啡负荷剂量、PCA 和输液设置，请参见"阿片类药物"（第 174 页）和表 12-7。

对接受大剂量阿片类药物镇痛的患者必须观察镇静和呼

吸抑制，因为有效的疼痛缓解也降低了其对呼吸的刺激。密切监测镇静评分（见表12-10）和呼吸功能。

> 疼痛的缓解可减轻对呼吸的刺激——需要对患者进行密切观察。

硬膜外输注局部麻醉药可改善多根肋骨骨折患者的治疗结果，应尽早考虑。如果镇痛控制困难，也可选择肋间神经阻滞。这些技术只能由经培训的合格临床医师进行。并发症包括气胸、血胸、肋间神经血管损伤和脊髓损伤。

3.2.3 腹部损伤

对于急性腹痛患者没有必要限制镇痛药的使用，充分的镇痛

> 充分的镇痛不会掩盖腹部损伤症状和体征。

不会掩盖腹部损伤的症状和体征；充分的镇痛有助于进行腹部检查。

对于腹部的钝伤和穿透性损伤，首选静脉注射吗啡［成人剂量见"静脉使用阿片类药物"，（第24页），儿童剂量见"阿片类药物"（第174页）和表12-7］。

3.2.4 髋关节骨折

老年人常出现复合髋关节或前耻骨环骨折，这些骨折无论是否累及股骨或骨盆都会出现疼痛，尤其在活动时。患者即使没有主诉严重疼痛，也需要予以镇痛。髋关节骨折的老年人疼痛通常未被充分控制，尤其是那些有认知功能障碍的老年人。特别注意给予最佳的疼痛管理。

静脉使用阿片类药物可最好地实现即时镇痛(参见图2-2)。

应注意额外和（或）持续剂量的阿片类药物的使用。

对于某些合适的患者也可选用神经阻滞（如三合一或髂筋膜阻滞），因为其可明显地减少阿片类药物用量。如果手术被延迟，可能需要反复进行神经阻滞。

第3章 急性疼痛：创伤

骨折的早期固定对于缓解疼痛和改善患者治疗效果非常重要。

3.2.5 多发性损伤

多发伤患者需要在配有适当的设备和人员的复苏机构中进行治疗——通常是大型三级中心创伤小组。

应进行初步的治疗及评估，并同时控制疼痛。

其后应再次考虑镇痛，特别是插管和机械通气的患者。

应进行二次检查（从头到脚检查），包括背部和直肠检查。重新评估是必不可少的，通常每 $15\sim30$ min。不能由于需要对患者神经功能状态的评估而停止使用适当的镇痛药。

> 即使在使用阿片类药物后，仍可进行神经功能状态的评估。

开始时使用静脉吗啡或芬太尼的负荷量（初始剂量滴定参见图 2-2）。

持续镇痛可使用吗啡或芬太尼。成年人可使用：

患者自控镇痛（PCA）（见第 51 页）。

或（如无法使用 PCA）

1 吗啡 $1\sim2$ mg/h IV，持续输注。

或

2 芬太尼 $20\sim40\mu$ g/h IV，持续输注。

老年人的初始剂量通常是成人常规剂量的 $25\%\sim50\%$，并根据反应滴定。

儿童芬太尼和吗啡负荷剂量、PCA 和输液设置，请参见"阿片类药物"（第 174 页）和表 12-7。

骨折和脱位应予以纠正，必要时夹板固定。区域肢体麻醉和神经阻滞常可非常有效地缓解疼痛，但是在使用任何局部麻醉药之前必须对神经血管功能进行评估。神经阻滞有效的实例包括股神经阻滞治疗股骨骨折，肋间神经阻滞治疗肋骨骨折，臂丛神经阻滞治疗上肢损伤。

在进行操作时可能需要镇静，尤其是头部损伤烦躁不安的患者（成人患者参见第 75～87 页，儿童患者参见第 187～192 页）。

第 4 章
急性疼痛：围术期

围术期疼痛是由于手术所引起的，包括患者在手术前、中、后的疼痛。

缓解疼痛有助于患者快速地从手术和疾病中恢复。镇痛药的合理使用能够减轻患者痛苦，协助护理，促进活动和恢复，减少术后并发症及尽早出院。人们的一些新的认识，促进了治疗的改善：

• 剧烈且无法缓解的疼痛对患者生理和心理都造成了有害的影响；

• 建立了专门的组织来解决术后疼痛（如急性疼痛服务、围术期服务）；

• 镇痛药的药代动力学和药效学知识的更新；

• 通过教育减轻患者对阿片类药物依赖的恐惧并减少并发症的出现，包括镇静和呼吸抑制；

• 复合应用非阿片类药物或应用非阿片类药物进行镇痛治疗；

• 有证据显示，急性疼痛与慢性疼痛的发生存在关联。

疼痛管理的标准方法包括使用患者自控镇痛（patient-controlled analgesia，PCA）和硬膜外或鞘内阿片类药物给药（可加用局部麻醉药），也可使用输注装置进行局部麻醉阻滞。口服是最好给药途径，应尽早进行。

多模式镇痛包括联合使用特定的药物和技术，其目的在于：

• 减少手术的炎症反应；

- 阻止疼痛的感觉传入；
- 调节疼痛信号在脊髓传递的级联效应；
- 促进疼痛的下行抑制。

多模式镇痛依赖于将镇痛药和具有不同模式作用的技术相结合发挥作用（如非阿片类药物和阿片类药物，局部麻醉阻滞与全身性镇痛相结合）。此方法由于存在联合或协同作用，可降低个体的药物用量并减少不良反应的发生。

预防性和超前镇痛包括在疼痛刺激出现之前使用镇痛药或局部麻醉阻滞。其可减少应激反应，提高镇痛效果，并减少后续的镇痛需求。虽然很难完全阻止所有的伤害感受传入到中枢神经系统，但其可在某种程度上预防中枢敏化，从而在术后仍有一定的镇痛作用。有证据表明，很好地控制急性疼痛可减少术后出现慢性疼痛的可能性和强度（见"术后疼痛综合征"，第89～95页）。

最佳的术后镇痛依赖于最初给予药物控制疼痛，此过程涉及在术前、术中和术后阶段给予适当的镇痛药。

本章讨论围术期成人疼痛的管理。对于儿童的围术期疼痛管理，见第182～187页。

4.1　术前阶段

术前教育是必不可少的，其可帮助减轻与手术相关的恐惧和焦虑。由于大部分患者手术当天入院，教育是诊治患者的所有医务人员的责任。讨论应包括手术操作的细节，术后镇痛的选择，并对患者强调其应将疼痛情况告知医护人员。患者术前的门诊评估是与其讨论镇痛计划和给予书面资料的一个极好的机会。

在任何手术前应该避免使用非甾体抗炎药，其可能引起术后伤口出血。如果患者在术前存在疼痛，无需停止其他常规使用的（包括口服药物）镇痛药。口服镇痛药可以随少量水服用。

对于急诊手术，按要求继续服用镇痛药。

成人，如果认为有必要，口服药可在手术前 60～90min 给予。典型的方案是：

口服对乙酰氨基酚 1g；

加（更大手术时）

口服羟考酮即释剂 5～10mg。

很少使用术前肌内注射，不鼓励这种给药路径。

随着日间手术的增多，提前用药往往被省略，镇静药和镇痛药在诱导前由麻醉医师静脉注射。

焦虑或针头恐惧症的成年人，局部麻醉药乳剂（如利多卡因＋丙胺卡因混合物，EMLA）会有帮助。至少术前 60min，将其涂抹到需要进行静脉穿刺（或其他操作）的皮肤处并用敷料覆盖。

4.2 术中阶段

良好的麻醉技术可以大大地降低手术刺激的强度和随后的术后应激反应。这有助于减少患者从麻醉醒来后感受到的术后疼痛。

术中可使用多模式方法进行镇痛，如对乙酰氨基酚（若术前未给予）、静脉阿片类药物如芬太尼或吗啡，如果可能，给予局部麻醉药。也可以使用非甾体抗炎药（NSAIDs），如酮咯酸或选择性环氧化酶（COX）-2 抑制剂帕瑞考昔。NSAIDs 只能在患者没有禁忌证或手术没有禁忌要求（见第 60 页）时使用。

4.3 术后阶段

手术类型和患者个体差异会影响术后疼痛的强度、性质和持续时间。在选择镇痛药时需考虑年龄、既往病史和同时服用的药物。对体弱、高龄、有阿片类药物使用史和器官功能障碍的患者要特别注意。患者的人格特点和社会文化背景也很重要。焦虑、恐惧、沟通困难和对医院流程不熟悉可能与术后较高强度的疼痛有关，其可影响到对镇痛药的需求。想办法减轻患者的焦虑，包括患者教育，可能会发挥一定的作用。

涉及重要腔体脏器、大的关节面和深层组织的外科手术常被认为是"非常疼痛"的，但这因人而异。相对较小的手术，如自体表皮移植或关节镜手术也可引起剧烈疼痛。上腹部或胸部手术的疼痛常会损害呼吸功能并增加术后出现呼吸系统并发症的风险。

术后疼痛程度的增加可能表明出现了手术并发症（例如骨筋膜室综合征、出血），此时应对患者进行再次评估而不是简

> 术后疼痛的增加，应重新评估患者，而不是简单地增加镇痛药的剂量。

单地增加镇痛药的剂量，否则可能会导致患者不可避免的伤害。

小手术（包括一些日间手术操作）后，通常不需使用阿片类药物即可达到有效的镇痛，可避免出现不良反应。

大手术后，应继续采取多模式镇痛。术中镇痛主要依靠阿片类药物。对乙酰氨基酚常有作用，当与阿片类药物联合使用时，可提高镇痛的质量，并增加患者的满意度。必要时加入非甾体抗炎药、其他辅助药物，或采用局部麻醉药的区域阻滞。

加强镇痛
· 非药理学方面因素→检查使用法,进行调整
· 必要时服用对乙酰氨基酚(可联合非甾体抗炎药)→规律服用
· 口服阿片类药物→增加25%的剂量(如果已经有了药物相关性的不良反应则需另考虑增加剂量)
· PCA→如果每小时使用的冲击量达到或超过4次,则指导患者增加使用PCA,同时增加冲击量和/或给予冲击量,并调整输注量
· 区域性局部麻醉药输注→根据处方意见,给予冲击量,并调整输注量
· 对于神经病理性疼痛增加治疗措施

如果疼痛达到或超过5分(以10分为最严重疼痛),疼痛程度稳定,或者疼痛加重
· 再次评估患者疼痛,调整优化正在使用的镇痛药
· 如果效果不佳,则增加新的镇痛药,监测不良反应

疼痛强度 在实际情况下
| 7~10分 重度 |
| 4~6分 中度 |
| 1~3分 轻度 |
| 0分 无痛 |

如果疼痛等于或低于4分(以10分为最严重疼痛),疼痛程度稳定,或者疼痛渐缓解
继续目前的镇痛措施,如果出现下列情况则需要进行调整:
· 术后恢复良好→弱化镇痛
· 出现不良反应

弱化镇痛
· 尽可能早地将静脉镇痛转变为口服镇痛
· 减少阿片类药物用量
· PCA→当每小时使用冲击量的次数为1次或更少,则停用
· 区域性局部麻醉药输注→在使用静脉输注镇痛治疗的第2~5天停用输注。拔管后至少24h内需要观察患者及穿刺部位,警惕物感染的迹象
· 规律服用非甾体抗炎药对乙酰氨基酚1次或更多天只服用1次或变为必要时的时候,然后停用

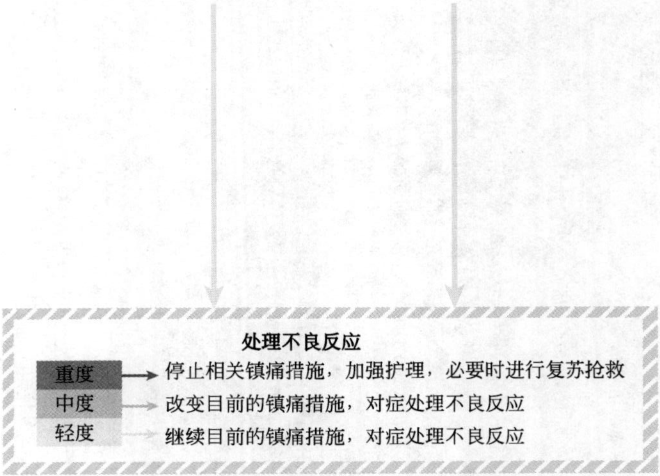

图 4-1 急性术后疼痛镇痛药的调整方法①

① 使用经过有效验证的、与患者年龄相匹配的疼痛强度量表（详见附录 1 和表 12-1）。调整疼痛处方时需要参考疼痛强度的评分，这个过程需要结合其他患者情况，并注意患者所处的具体临床环境。

处理不良反应

→ 停止相关镇痛措施，加强护理，必要时进行复苏抢救
→ 改变目前的镇痛措施，对症处理不良反应
→ 继续目前的镇痛措施，对症处理不良反应

重度
中度
轻度

有效地进行疼痛管理的一个重要原则是应用患者对疼痛的报告来评估疼痛强度。常用方法是让患者使用 0～10 分口头描述评分；其中 0 分表示没有疼痛，而 10 分是能想到的最严重疼痛（参见第 7 页和附录 1）。疼痛评分可以用于评估镇痛效果和作为调节患者镇痛用药的基础（见图 4-1）。

术后疼痛管理的原则见框 4-1。

框 4-1　中重度术后疼痛的治疗原则

对于术后疼痛，应该随时进行镇痛治疗，并需要联合使用不同的药物和措施（比如多模式镇痛）。

患者对疼痛的自我描述是最可靠的指标，但有的时候无法获得患者的自我描述，这时还可以通过其他途径来评估疼痛（详见"沟通困难人群"，第 13 页）。无法表达疼痛并不意味着患者就不需要充分的镇痛治疗。

术后镇痛治疗的方案需要根据患者的镇痛需求、疼痛强度以及术后护理级别等项目进行有针对性的设计。第 48～66 页详细说明了不同的治疗方案。

局部麻醉技术在术后镇痛中具有重要的作用。

对镇痛效果的反复评估、医护人员之间的沟通以及镇痛的常识性内容都是需要重视的内容。

4.3.1　对乙酰氨基酚

对乙酰氨基酚对于绝大多数的急性术后疼痛都是有效的。该药与阿片类药物联合使用时，可以增强镇痛效果，改善患者的镇痛体验。静脉和口服使用对乙酰氨基酚的镇痛效果是类似的，所以当不能选择其中一种给药途径时，可以考虑另一种给药途径。需要注意的是，该药通过直肠给药途径的吸收情况并不是很稳定。

如果术后疼痛的强度始终维持在中重度，那么对乙酰氨基酚就应该作为常规镇痛药，而不是"必要时给药"。其用法为：

口服或静脉给予 1g，每 6h 一次。

体重偏低的患者需要酌情减量。服用对乙酰氨基酚的患者会偶发肝功能损伤——其危险因素包括：增加剂量、已经存在的肝脏疾病、长期禁食以及营养不良。在持续使用该药的过程中，需要定期评估镇痛中该药的必要程度。

4.3.2　阿片类药物

在最初的术后期（例如在麻醉恢复室内），阿片类药物最合适的给药途径是静脉给药。这种给药方式可以对患者进行快速的药物滴定。阿片类药物其他常用的途径包括：皮下、肌内、硬膜外腔和鞘内注射。皮下注射带来的痛苦要小于肌内注射，所以优先选择前者。

所有的阿片类药物（哌替啶除外）都可以对患者的疼痛进行个体化的药物滴定。一般而言，药物剂量的增加幅度不要超过原剂量的 50%。尽量避免使用哌替啶，原因有：哌替啶具有 5-羟色胺能活性，其代谢产物的神经毒性（非哌替啶），药物相关性的觅药行为。

> 对于术后疼痛，应避免使用哌替啶。

阿片类药物通过几种相互作用的机制，可以导致通气功能障碍。阿片类药物可以直接引起中枢神经系统的镇静状态、呼吸抑制、降低上呼吸道肌肉的张力导致呼吸道梗阻。呼吸抑制引起的高碳酸血症可以进一步增强阿片类药物直接的镇静作用。在肥胖患者和睡眠呼吸暂停患者中，上述风险的发生概率明显增加。

对于有明确呼吸道疾病（包括阻塞性睡眠呼吸暂停）、肥胖、头部外伤、颅内压升高或肝肾功能损伤的患者而言，要谨慎考虑使用阿片类药物。当不能确定阿片类药物的安全性时，需要咨询专家的意见。暂时没有证据表明，短期使用阿片类药物治疗急性术后疼痛会导致药物成瘾性的发生概率升高。

所有通过非口服途径摄入阿片类药物的患者，都需要被定期（初期是按小时计算）评估镇静程度（详见表 12-10）和呼吸频率，以便及时发现阿片药物相关性中枢性抑制。为了以防万一，需要对医护人员进行必要的培训，并配备心肺复苏的设备（比如有氧源的带气囊面罩呼吸器、纳洛酮等）。

镇静状态比呼吸频率能更敏感地提示由阿片类药物引起的呼吸抑制。

阿片类药物和其他镇静药物（例如苯二氮䓬类药物、抗组胺药、抗精神病药）的联合应用，会增加镇静和呼吸抑制的风险。尽可能避免同时使用这些药物，或者在同时使用时密切监测镇静的状态。

老年人接受外科治疗的概率是最大的，但很多老年患者却不能获得充分的术后镇痛治疗。不能因为担心老年人出现进展性的认知功能障碍，就停止使用阿片类药物。许多研究表明，在术后早期阶段老年患者会需要低剂量的阿片类药物来镇痛。临床实践中，一般是采用正常成年人药物剂量的 $25\%\sim50\%$ 来作为老年患者的初始剂量。对于老年人，需要仔细滴定药物剂量——频繁进行监测，包括镇痛药的镇痛效果和不良反应的出现。

对于长期使用阿片类药物的患者，其镇痛药的使用详见"阿片耐受患者的急性疼痛"（第 68～74 页）。

4.3.2.1　静脉使用阿片类药物

静脉给药的起效速度要比其他给药途径更快。由于最佳剂量是不断变化的，所以要根据患者的反应来滴定药物剂量。最佳的方法是根据年龄间断给予冲击量，一般是间隔

5min，直到患者的疼痛得到缓解。进行滴定的环境应该便于密切观察患者对药物的反应。一旦疼痛得到良好的缓解，接下来最好考虑使用患者自控镇痛（PCA）。

常用的治疗计划❶如下：

每5min给予一次冲击量，每次为1～2mg吗啡，通过静脉给药，直到疼痛得到缓解。

之后

给予患者自控镇痛（PCA）（详见下文）。

如果无法使用PCA，可以考虑使用静脉输注吗啡，但需要规律性的观察和调整。持续性输注阿片类药物会导致对爆发痛的镇痛不足。其原因有：患者对药物反应的变化、急性疼痛强度的变化、静脉输注速度的调整和相应的镇痛效果在时间上的延迟。诸如镇静和呼吸抑制等不良反应的发生率也会增加。在进行阿片类药物输注治疗时，需要在医院等配制液体的场所对药物浓度进行标准化处理，以减少在给药过程出现错误的概率。

如果静脉给药存在困难，可以考虑皮下给药。

4.3.2.2 患者自控镇痛（PCA）

患者自控镇痛（PCA）是一种镇痛方式，可以让患者根据需求自行给予小剂量的镇痛药物。最常用的形式就是使用可编程的静脉镇痛泵。

PCA镇痛泵可以使患者自己根据对疼痛的反应来动态调节阿片类药物冲击量的具体剂量。常用的PCA是通过静脉给药，但也可以通过皮下或硬膜外腔途径给药。静脉给药的方式可以让患者进行迅速的镇痛药滴定操作，而滴定过程

---

❶ 对于老年人，一般是采用正常成年人药物剂量的 25%～50% 来作为老年患者的初始剂量，同时需要根据药物的镇痛情况进行滴定。

需要设定一个锁定时间（通常为 5min）。

PCA 的基本理念是这样的：患者对自身的疼痛会进行最佳的判断，然后在医生预先设定好的药物相关参数的范围内，根据自身疼痛的变化情况及时进行给药剂量的调整。同其他非口服给药途径相比，PCA 可以避免镇痛药浓度出现峰值和谷值，这样将改善患者的疼痛体验。同时，PCA 可以让患者对偶发的疼痛（比如运动后出现的疼痛或物理治疗中出现的疼痛）进行及时的镇痛治疗。与肌内注射阿片类药物相比，通过 PCA 给予阿片类药物的治疗过程中出现低氧血症的概率是相对较低的。

按下一次按钮，可以给予一次预先设定好的冲击剂量。可以设定好初始的负荷剂量；需要注意的是，PCA 是一种维持性治疗，所以在开始 PCA 治疗前，需要对患者进行个体化的药物滴定以达到对疼痛的控制。上述措施应该常规性地在外科手术中以及监护病房内进行开展。

也可以设定一个持续性的背景剂量输注，但基本上没有证据表明，在联合使用 PCA 时，持续性的背景剂量输注会有利于疼痛缓解，反而是患者很容易出现不良反应。对于阿片耐受的患者而言，如果不能进行口服药物治疗，那么背景剂量输注是可以作为"基线"阿片类药物需求的一种替代的给药方式。与持续性静脉输注相比，给予单次间隔性的冲击剂量会给患者带来更显著的安全性。

PCA 装置内的药物浓度应该根据相关规定的内容进行标准化，这样可以减少发生操作程序方面的错误。

对 PCA 装置内的药物浓度根据相关规定内容进行标准化，有利于减少发生操作程序方面的错误。

由于吗啡疗效明确、价格便宜、临床使用经验最为丰富，所以吗啡是 PCA 治疗中应用最为广泛的药物。PCA 中使用吗啡和芬太尼的常规参数设定详见表 4-1。如果已经设计完成了治疗方案，那么是可以考虑在 PCA 中使用曲马多、羟考酮和氢吗啡酮的。各种阿片类药物镇痛效能之间的大致对应关系参见表 5-1。在使用氢吗啡酮时，要注意它的镇痛效能是比吗啡要强 **5 倍**的，未经慎重考虑就给予高剂量的氢吗啡酮，可能引起致命性的危险。

表 4-1　成人静脉 PCA 的常用参数①

药物	冲击剂量	锁定时间/min
吗啡	1mg	5
芬太尼	20μg	5

① 对 PCA 装置内的药物浓度根据相关规定内容进行标准化，有利于减少发生操作程序方面的错误。

患者对治疗方案和设备的理解程度、使用 PCA 触发按钮的能力以及对不良反应的耐受能力，都是可以影响到镇痛效果的。一般而言，PCA 的有效性和安全性取决于以下几点。

- 医护人员对相关技术和设备的熟悉程度（员工教育）；
- 患者教育；
- 合适的运转设备；
- 良好的监测〔包括疼痛和镇静评分（详见表 12-10）以及呼吸频率〕；
- 随时可以使用供应氧气。

高龄患者使用 PCA，一般疗效会差一些。而对于有认知功能障碍的患者，不建议考虑 PCA 治疗。

如果患者无法按下 PCA 的按钮，则可以由护士帮助按钮以启动冲击剂量，但这需要有明确的临床操作指南。对于患者家属，要向其强调不能代替患者来启动冲击剂量。

通过 PCA 使用阿片类药物并不能杜绝不良反应的发生。据报道，静脉 PCA 使用阿片类药物出现镇静和呼吸抑制的概率要小于肌内注射途径，与硬膜外腔途径是类似的。如果使用维持性的背景剂量输注，则上述风险的发生概率会增加。也有可能出现 PCA 设备的问题。在设定输注系统参数或了解设备性能方面可能出现程序操作方面的错误或其他人为失误，而这些问题是可以通过员工培训计划和能力评估等措施予以降低的。增加对急性疼痛的处理模式可以提高患者使用 PCA 的安全性和有效性。

4.3.2.3　皮下注射阿片类药物

假如患者的外周灌注情况良好，那么可以考虑通过皮下途径给予阿片类药物，其方式可以间断给药，也可以通过 25G 的蝶形针、22G 或 24G 的套管针给予持续性输注。药物浓度的达峰时间一般是 30min，所以计划再次给予药物前要确定已经间隔了足够的时间以便药物浓度趋于稳定。

> 对于外周灌注情况不佳的患者，应该尽量避免使用皮下给药途径。

经过无菌操作措施后，单次的套管或针头（例如蝶形针）可以在固定位置连续使用 48～72h。

可以通过皮下途径给予的药物有：吗啡、氢吗啡酮、羟考酮和芬太尼❶。各种阿片类药物镇痛效能之间的大致对应关系参见表 5-1。在使用氢吗啡酮时，要注意它的镇痛效能是比吗啡要强 **5 倍**的，未经慎重考虑就给予高剂量的氢吗啡酮，可能引起致命性的危险。

---

❶ 由于芬太尼注射液的规格是 $50\mu g/mL$，所以较为庞大的药物体积在一定程度上限制了该药通过皮下注射途径的使用。

由于老年人比年轻人对阿片类镇痛药物的作用更敏感，所以起始剂量应该酌情降低，之后谨慎地进行药物滴定。表4-2中举例说明了两个不同年龄段在使用皮下注射吗啡时是如何进行药物剂量滴定的。

表 4-2　针对重度术后疼痛皮下注射吗啡进行药物剂量滴定的建议①

项目	70 岁的阿片未耐受女性患者	25 岁的阿片未耐受男性患者
皮下注射起始剂量	2.5mg	10mg
初次给药 30min 后疼痛仍不缓解，再次给药	2.5mg	5mg
初次给药 60min 后疼痛仍不缓解，且无其他明显的原因(例如尿潴留)	2.5mg	5mg

① 如果在 1h 内疼痛没有得到良好的控制，就尽快咨询专家意见。

如果在使用表 4-2 中建议的药物剂量后，患者疼痛缓解的时间可以持续至少 2h，那么对于 70 岁的老年女性而言，推荐的负荷剂量是 7.5mg，而对于 25 岁的年轻男性而言就是 20mg 了。

在此之后，每间隔 2~4h 给予相当于 50% 的负荷剂量的药物（对于 70 岁的老年女性是 3mg，对于 25 岁的青年男性则是 10mg）来维持镇痛，具体的间隔时间要根据疼痛程度再次恢复的时间而定。

从上文描述的病例中可以看出，为了通过间断皮下注射阿片类药物的方式来达到良好的控制术后疼痛的治疗目标，明确需要的药物剂量是至关重要的步骤。

4.3.2.4　肌内注射阿片类药物

由于肌内注射的药物吸收比率波动较大、注射痛以及重复注射后导致的注射部位肌肉损伤等因素，肌内注射阿片类药物是非口服用药途径中使用频率最少的一种方式。长久以来，人们都认为肌内注射是比其他途径更安全的，但研究数据表明肌内注射阿片类药物也是会导致呼吸抑制和低氧血症的。

如果为了控制患者的疼痛，肌内注射的次数超过 1 次或 2 次，那就意味着应该考虑其他的镇痛方式，比如 PCA（详见第 51 页）、静脉输注或皮下留置穿刺针等。

4.3.2.5 口服阿片类药物

尽早地将非口服用药方式转变为口服具有稳定的药物吸收比率的即释型阿片类药物，有利于患者在院内甚至出院以后进行平稳的撤药过程。常规的起始剂量见表 4-3。如果患者已经进行了长期的阿片类药物治疗，或者为控制术后疼痛需要较大剂量非口服方式的阿片类药物，那么该患者的起始剂量需要酌情增加。

表 4-3　口服阿片类药物控制术后疼痛的常规起始剂量[①]

口服阿片类药物[②]	70 岁的阿片未耐受女性患者	25 岁的阿片未耐受男性患者
即释型羟考酮	5mg	10mg
即释型吗啡	10mg	30mg
即释型曲马多	50mg（每日最大剂量为 300mg）	100mg（每日最大剂量为 400mg）

①　每间隔 2h 即需要重新评估患者的疼痛情况，如果疼痛缓解不理想或出现不良反应，则需要调整剂量。转变为口服阿片类药物后，要尽早考虑撤药。

②　可待因具有很多局限性（详见第 57 页），所以不推荐用于术后镇痛治疗。

羟考酮广泛应用于急性术后疼痛。开具此药时要警惕潜在的药物滥用风险。

吗啡的剂型包括复方制剂和即释制剂。由于口服吗啡的生物利用度在人群中波动较大，所以在治疗急性疼痛时，吗啡的滴定过程要比其他阿片类药物更容易出现问题。

如果患者接受的是小型手术治疗（例如日间手术），那么**曲马多**可以作为其他阿片类药物的替代用药。曲马多出现阿片类药物相关不良反应的概率和严重程度较其他阿片类药物是较低的（特别是呼吸抑制、肠梗阻和便秘），长期使用曲马多也不会出现明显的药物耐受、躯体依赖和成瘾性。但是，诸如恶心、出汗、头晕和镇静等不良反应（5-羟色胺能作用所致）限制了曲马多在某些患者中的使用。曲马多和其他 5-羟色胺能类药物［如选择性 5-羟色胺再摄取抑制药（SSRIs）］的联合应用会引起具有潜在危险性的 5-羟色胺毒性。对于超过 75 岁的老年患者，每日的总剂量建议不超过 300mg。

可待因是一种广泛应用的弱阿片类药物。它通常是与诸如对乙酰氨基酚等其他药物联合应用。对于可待因的药效和安全性还存在争议。可待因是吗啡的前体药物，在细胞色素 P450（CYP）2D6 同工酶的作用下可以转化为吗啡。但转化过程是取决于患者的药物遗传学特性，无法进行预测。6%～10% 的高加索人种和 1%～2% 的亚洲人种缺乏 CYP2D6 同工酶，导致可待因在其体内无法产生镇痛作用。与此相反的是，有些患者（高加索人种可到 10%，北非人种可到 30%）具有超速的代谢能力，因而出现吗啡中毒的概率显著升高。对于上述患者，应该考虑换用其他具有可预知的稳定镇痛作用的阿片类药物。如果哺乳期妇女是具有超速代谢能力的患者，那么在给她开具可待因前需要向患者说明药物对婴儿可能造成的危险。另外，哺乳期妇女应该避免重复摄入可待因。如果必须使用可待因，则必须强制监测婴儿是否出现镇静以及喂养困难（更多内容详见附表 2-1）。

> 哺乳期妇女服用可待因后，必须密切监测婴儿的情况。

缓释型阿片类药物制剂在顽固性术后疼痛的治疗中所起的作用并不是很明显。如果预测患者可能出现术后疼痛的迁延发作，而患者服用的即释型阿片类药物的剂量比较稳定，那就需要将每天的即释型药物转换为等量的缓释型药物。如果出现爆发痛，则在缓释型药物的基础上联合使用即释型药物。对于药物剂量尚不稳定的患者，或者具有高风险因素的患者（如合并重度呼吸系统疾病、颅脑损伤、颅内压升高、肝肾功能损伤等），避免使用缓释型药物。对病情恶化的患者仍使用缓释型阿片类药物会导致严重的危险。

药物剂型选择不当会导致严重的并发症。为了杜绝这样的失误，开处方的医生需要对各种阿片类药物的剂型都了如指掌，并明确自己所需要的药物剂型。在临床工作中，为了避免以后出现药物剂型混淆的情况，或者尽可能降低即释型药物向缓释型药物转换过程中出现问题的概率，有些医院会只使用即释型阿片类药物来处理急性术后疼痛。

缓释型药物是绝对不能掰开或碾碎后服用的，因为这样将破坏其缓释药物的结构性能，导致短期内大量药物被人体吸收。这种情况可能继发药物滥用的风险。

> 缓释型药物是绝对不能掰开或碾碎后服用。这样会引起过量阿片类药物的摄入。

不管患者使用什么剂型的阿片类药物，开处方的医生需要明确停药的时间，以及患者到转诊前的医疗机构或全科医生那里复查的时间。发给全科医生的病情介绍中，需要详细说明出院后的镇痛治疗方案，其中包括阿片类药物持续使用的时

治疗指南：疼痛分册

间以及如何停药的步骤。

对所有由于术后疼痛而口服阿片类药物的患者都必须为其制定出院后停药的方案。

4.3.3 纳洛酮

纳洛酮是 μ 受体拮抗剂，主要用于治疗阿片类药物引起的中枢神经系统反应（如镇静和呼吸抑制）。在围术期使用阿片类药物的时候，不管是通过哪种给药途径，必须常规准备纳洛酮。

如果需要逆转阿片类药物的作用，为了避免过度逆转所导致的急性戒断综合征以及疼痛复发，最佳方案就是小剂量逐步增加纳洛酮的使用量。一般的用法是将一支浓度为 $400\mu g/mL$ 的纳洛酮用生理盐水稀释到 $10mL$，然后根据患者的反应进行滴定处理：

初始剂量为静脉注射 $40\mu g$ 纳洛酮，然后每次给予 $40\mu g$ 纳洛酮，直到过度镇静或呼吸抑制的情况得到逆转。

如果患者病情较重，可以采取这样的治疗方案：

静脉注射 $100\sim200\mu g$ 纳洛酮，每 $2min$ 给予一次，直到过度镇静或呼吸抑制的情况得到逆转。

如果患者病情危急（如给药失误导致药物过量吸收、意识丧失、呼吸停止），那就给予更大剂量的纳洛酮。

静脉给予纳洛酮后的药物起效时间是 $1min$ 左右。纳洛酮的药效持续时间（$15\sim30min$）比绝大多数阿片类药物的药效持续时间都要短。因此需要持续观察患者的情况（及时发现复发的阿片类药物引起的中枢神经系统反应），并酌情重复给予纳洛酮。需要注意的是，用纳洛酮进行过快的完全的阿片类药物作用的逆转，可能导致诸如肺水肿和心律失常等严重的不良反应。

小剂量纳洛酮可以治疗阿片类药物引起的皮肤瘙痒。使用低剂量的纳洛酮一般不会明显拮抗阿片类药物的镇痛作用。由于和阿片类药物联合使用时可能导致过度镇静，所以要避免使用镇静性的抗组胺药来治疗皮肤瘙痒。

4.3.4 非甾体抗炎药

非甾体抗炎药（NSAIDs）可在不增加阿片类药物的情况下，既减少了阿片类药物相关不良反应的发生，又提高了其镇痛作用。NSAIDs还具有抗炎作用，特别是在患者有相当大量的躯体组织损伤的情况下（如口面部手术或骨科手术），该作用尤为明显。但需要注意的是，NSAIDs不能作为所有术后患者的常规用药。在开具处方前需要仔细评估衡量该药可能的危害和所能带来的收益（NSAIDs的常见不良反应详见表2-1），同时在绝大多数情况下，术后使用NSAIDs 2天或3天后需要再评估该药的必要性。如果口服给药已经不能满足镇痛的需求，可以考虑通过静脉、肌内或直肠等途径给予NSAIDs。

当老年患者使用NSAIDs，或者患者的既往病史中有胃肠道糜烂、血小板功能不全、阿司匹林相关性哮喘、心脑血管疾病，或者患者罹患肾功能不全和低血容量症，对于这些患者需要加强监护。在NSAIDs与利尿药、血管紧张素转换酶抑制药或血管紧张素Ⅱ受体拮抗药联合使用时，出现急性肾衰竭的风险将显著升高。

所有的非选择性NSAIDs都有抗血小板作用，所以在下列情况中要避免使用该药：止血功能受损、近期发生出血、所有术后可能发生出血的外科手术的术前。阿司匹林作用于血小板后，其抗血小板作用是无法被逆转的，并将伴随血小板的整个寿命周期（5～7天）。

选择性环氧化酶-2非甾体抗炎药（COX-2抑制药或考

昔类药物）的镇痛效果明确，可以应用于阿司匹林相关性哮喘的患者，短期使用后出现胃肠道不良反应的概率较低。COX-2抑制药没有抗血小板作用，不会产生术后出血等不良反应。但值得警惕的是，COX-2抑制药同样会损伤肾功能，也会增加心脑血管并发症的发生率。

近期研究表明 COX-2 抑制药和非选择性 NSAIDs（阿司匹林除外）均可能产生心血管和血栓形成方面的不良影响。即使是健康人，在短期使用 NSAIDs 时，也可能发生这些风险。对于合并心血管疾病的患者而言，在围术期内要谨慎使用 NSAIDs。

4.3.5 局部麻醉药和阿片类药物的区域或局部给药

局部麻醉药是围术期的常用药。将局部麻醉药直接注射到周围神经、主要的神经干或神经根附近，通过阻滞传入性伤害感受性神经冲动的传导产生镇痛作用。一般通过硬膜外腔、胸膜间、椎旁、神经鞘途径，或者直接在切口处插管，并输注局部麻醉药，可以产生持续性的区域镇痛。这样可以减少全身镇痛药物的用量（特别是容易产生阿片类相关不良反应的药物），并且在术后数小时或数天内产生良好的镇痛效果。但是伴随的运动神经阻滞，特别是四肢主要神经被阻滞，在一定程度上限制这种治疗方法的使用。

局部麻醉药的使用剂量不能超过安全限制（详见表4-4）。

为了在围术期联合局部麻醉药治疗，也可以通过硬膜外腔或蛛网膜下腔途径给予阿片类药物。

还有其他类型的辅助用药，代表药物是可乐定，作用于脊髓和脊髓上水平，可以增强和延长局部麻醉药的效果。

表 4-4　成人局部麻醉药单次使用的极量

药物	单次使用的极量[①]	70kg 的健康成人可以使用的最大量	
		局部麻醉药的浓度[②]	体积
布比卡因(可以使用肾上腺素)	2mg/kg	0.5%	28mL
左旋布比卡因	2mg/kg	0.5%	28mL
利多卡因(不加肾上腺素)	3mg/kg	2%	10mL
利多卡因(联合用肾上腺素)	7mg/kg	2%	24mL
罗哌卡因	3mg/kg	0.75%	28mL

① 这些剂量只是一个参考,会根据一些因素发生变化,诸如注射部位的变化、血液供应、阻滞类型、年龄以及患者的健康情况。在进行大面积局部神经阻滞之前,要保证已经开放了静脉通路,并准备好了治疗不良反应的器械。尽量使用最小剂量。

② 通过乘以 10 来将百分数浓度转换为 mg/mL,例如 2%＝20mg/mL。

4.3.5.1　选择输注设备

尽管在医院进行输液治疗可以选择多种输液装置,但对于使用局部麻醉药的患者而言,应该尽量考虑带有限速装置及明显标识的输液装置。输液装置的给药口也需要有明显的标识以区别于静脉输液的通路;同时,该装置不能有可供推注的接口。临床上也可以选择橡胶制作的一次性输液装置,其种类繁多,但受限于昂贵的价格,只能在少数特殊情况下使用。

4.3.5.2　硬膜外腔用药

使用留置导管将局部麻醉药和(或)阿片类药物直接注入硬膜外可治疗很多手术操作所引起的急性术后疼痛。

安全有效的硬膜外治疗要求如下。

- 经过专门培训的工作人员——医护人员的全面教育和能力评估是至关重要的。

- 综合实践指南——术后管理和监测患者，以及并发症的治疗。

- 适当的设备——包括限速输液装置和无法进行推注的给药口。仅用于硬膜外治疗的泵和注药导管线应该有独特的标识。

(1) 药物的使用

在硬膜外给药中，芬太尼是常用的阿片类药物。与单独使用局部麻醉药相比，局部麻醉药和硬膜外芬太尼的联合使用提高了硬膜外镇痛的质量。

与芬太尼相比，低脂溶性的阿片类药物（如吗啡）起效较慢，但作用持续时间更长且镇痛范围更广。吗啡经过脑脊液进入脑内。单次给药而无需留置导管的情况下它可以长时间缓解术后疼痛（12~24h）。它还可能引起延迟性的呼吸抑制（发病可能会延迟12~24h）。如果在此期间给予其他的中枢作用药物可能很危险——在没有专科医生建议的情况下，禁止合并使用全身阿片类药物。

> 在硬膜外腔使用吗啡后的24h内可能出现呼吸抑制。

将阿片类药物和局部麻醉药有效的联合用于硬膜外注射。标准化的溶液可减少错误给药的发生率。最常用于硬膜外镇痛的局部麻醉药是布比卡因（0.125%）和罗哌卡因（0.2%），左旋布比卡因（0.125%）也可使用。这些组合中最常使用的阿片类药物是芬太尼。常规情况下，芬太尼联合局部麻醉药应用于硬膜外腔阻滞的浓度通常为 $2\sim5\mu g/mL$。进行有效镇痛的常规输注速率为 $5\sim15mL/h$，滴定至镇痛的区域能够覆盖手术伤口部位。即使在没有明确的感觉神经阻滞的情况下，使用这种方法也可以产生足够的镇痛（例如通过将冰放在皮肤上来测试冷感觉）。

（2）不良反应

硬膜外使用阿片类药物可引起镇静、呼吸抑制、瘙痒、尿潴留和恶心。局部麻醉药可阻断神经冲动的传导。局部麻醉药的作用并不局限于疼痛纤维，它们能引起交感神经阻滞而导致低血压（尤其在患者存在低血容量时），并能产生感觉阻滞和运动阻滞。观察患者是否出现明显的运动阻滞，嘱咐患者保护已被麻醉的身体部位免受伤害。不常见的和明显的运动阻滞，尤其是持续时间已经超过正常局部麻醉药的作用时间，这提示需要立即检查患者的神经系统。

相较于单一用药，联合使用阿片类药物和稀释的局部麻醉药，可减少不良反应并提高镇痛效果。

硬膜外血肿或脓肿导致的永久性神经损伤是硬膜外镇痛治疗的严重并发症。硬膜外脓肿是一种严重的较为罕见的并发症。大样本研究表明其发病率是 1/50000。在未进行硬膜外镇痛治疗的患者中也有类似的发病率。其风险因素包括长时间维持硬膜外镇痛治疗（超过 2~3 天）和免疫功能低下（如糖尿病、使用皮质类固醇）。硬膜外血肿的发病率与患者的人口学特点相关联，一般波动于 1/100000~1/50000。早期诊断和治疗有助于促进神经功能的部分或全部恢复。如果需要进行手术减压，则尽量在出现神经症状 8h 内进行手术，这样才会有最好的预后。

如果患者最近曾接受过硬膜外阻滞治疗（即使导管已经拔除），一旦出现背痛并有发热，不管是否出现神经系统的异常表现，都提示极有可能存在硬膜外脓肿。这种情况是必须紧急处理的，特别是尽早进行磁共振成像（MRI）检查。为了尽可能保护神经功能，需要及时将患者转诊到神经外科医生处。一旦延误治疗，将会降低神经功能恢复的机会。

4.3.5.3 鞘内给药

通过鞘内给药（如注入脑脊液）的方式，将微小剂量的阿片类药物（如 $100\sim300\mu g$ 吗啡）和局部麻醉药联合应用，特别适合于身体下部的外科手术（如剖宫产）。一般来说，单次给予吗啡后，其镇痛作用根据给药量的多少可以维持 $12\sim24h$。

> 最近曾接受过硬膜外阻滞治疗，一旦出现背痛并有发热，必须紧急处理。

阿片类药物用于鞘内镇痛的时候，其术后需要警惕和关注的事项和硬膜外镇痛治疗术后相类似（详见第 $62\sim64$ 页）。单次的鞘内吗啡注射可能引起迟发型呼吸抑制（最长可在治疗后 $24h$ 发生），这种情况容易发生在无阿片耐受的患者和使用大剂量吗啡（如大于 $300\mu g$ 吗啡）的患者。此后需要监测至少 $24h$，以便及时发现患者出现镇静和呼吸抑制的情况，麻醉恢复室和病房的医务人员必须能够熟练处理这些情况。只有在专家的指导下才能谨慎地同时使用有全身性作用的阿片类药物。严重的瘙痒、恶心和尿潴留等情况会在一定程度上限制鞘内注射吗啡的使用。

由鞘内途径给予任何药物时，由于其神经毒性和对中枢神经系统的副作用比静脉给药途径的程度更严重，所以必须非常谨慎。尤其要注意避免发生药物剂量方面的失误。

4.3.5.4 连续外周神经阻滞

连续外周神经阻滞比单次药物注射可以延长术后镇痛的持续时间。对于某些特定的外科手术，这是一种可供考虑的辅助镇痛技术，并且其对身体的创伤要小于硬膜外镇痛。麻醉医师通常会在术前完成置管，有时则是由外科医生置入。作为多模式镇痛方案的一部分，连续外周神经阻滞可以持续输注局部麻醉药，时间为 $1\sim4$ 天。在这个过程中，可以通过患者自控镇痛（PCA）装置给予阿片类药物，还可以联合口服对乙酰氨基酚或者非甾体抗炎药。

4.3.5.5 臂丛阻滞

对臂丛神经输注局部麻醉药可用于上臂和手部的外科手术。这种技术可以在缓解疼痛的同时，阻滞交感神经而改善肢体的血液灌注。肩部术后使用肌间沟臂丛神经阻滞（单次给药或连续输注）可以使患者获得 24～48h 有效的镇痛效果。

4.3.5.6 手术切口的浸润和输注镇痛

在浅表组织手术的切口处注射长效局部麻醉药可提供长达 6h 的镇痛效果。虽然有些镇痛技术采用深部和浅表留置的输注导管产生了良好的镇痛效果，但总的来说对于包括腹部手术在内的大型手术的伤口进行连续药物输注是否能够提供有效的镇痛，目前尚缺乏明确的证据。必须确保输注的局部麻醉药的总剂量不超过其安全极限用量（详见表 4-4）。

4.3.6 氯胺酮

氯胺酮在小剂量时可作为急性术后镇痛的辅助用药，其作用机制是预防中枢神经系统发生"上扬效应（wind-up）"或痛觉过敏。它可用于治疗对阿片类药物不敏感的急性疼痛（包括神经病理性疼痛、阿片耐受患者的疼痛）。氯胺酮只有在向专科医师咨询后才能使用。

4.4 非手术性术后疼痛

4.4.1 膀胱膨胀

在下肢和腹部手术中，若操作时间过长，尿潴留可引起极度不适。在术后早期，患者可能因嗜睡不能清楚地确定他们不适的部位在哪里，这将会导致患者出现烦躁不安、心动过速和高血压。当患者出现下腹部不适时，需要优先考虑是否存在膀胱膨胀。治疗措施首选导尿治疗。

4.4.2 肌肉痉挛

很多骨科手术中会引起疼痛，这种情况常常伴有反射性的肌肉痉挛，其会因为在术中使用止血带而加重（如膝关节手术后的大腿痉挛）。可以通过物理治疗（热敷、按摩、制动灯）和非甾体抗炎药对疼痛进行缓解。

4.5 顽固性术后疼痛

部分患者在外科手术后的疼痛会持续数月，这已经超过了术后切口"正常"的愈合时间。这是由于多种原因引起的，其中包括手术未能完全治愈原发疾病。然而，对于这种顽固性疼痛，还需要考虑别的原因。第 89～95 页对此进行了详细讨论，包括患病率、危险因素和减少发生顽固性术后疼痛可以采取的方法。

第5章
阿片耐受患者的急性疼痛

　　越来越多的需要进行急性疼痛治疗的患者正在长期服用阿片类药物。其中大多数是通过服用阿片类药物来治疗慢性癌痛或非癌性疼痛，其他可能是阿片类药物成瘾者。绝大部分患者将会对阿片类药物产生耐受，即随着时间的推移阿片类药物的效果降低，患者需要增加剂量方能获得此前较少剂量即可出现的相同的镇痛效果。身体依赖性也是长期使用阿片类药物的正常生理反应，一般在突然减药、停药或使用逆转药物后会出现戒断反应。这不同于阿片类药物成瘾，后者会伴有异常的觅药和服药行为——发生药物成瘾的患者会通过替代性的阿片类药物或持续使用非法性的阿片类药物来维持这种状态的稳定。

　　对于出现急性疼痛的阿片耐受患者，治疗的目标应是在提供有效镇痛的同时尽量减少耐受性和预防戒断反应。在这些患者中，对疼痛评估不足和治疗不充分是常见的问题。这些患者因为既往发生急性疼痛时的镇痛不足并导致戒断症状的经历将会使其对医务人员失去信任。医务人员应该拿出充足的时间开诚布公地与患者讨论这些问题。在临床讨论中，医生们应该衡量增加阿片类药物用量对患者产生的危害和带来的收益，同时为了提高镇痛效果应该积极寻求多模式和多学科的镇痛方案。

　　目前对于控制阿片耐受患者的急性疼痛的临床证据仍然有限。大多数治疗方案都是基于病例报告、病例分析、临床经验和专家意见。有关阿片耐受患者和药物成瘾患者治疗的详细讨论内容，请参考《Acute Pain Management：Scientific Evidence（3rd edition）》（www.fpm.anzca.edu.au/resources/books-and-publications）。

5.1 服用阿片类药物治疗慢性疼痛患者的急性疼痛

口服阿片类药物（吗啡、羟考酮、美沙酮、氢吗啡酮）或经皮吸收的阿片类药物（丁丙诺啡、芬太尼）可用来治疗慢性疼痛（参见第128～136页）。

当一位因慢性疼痛正在服用阿片类药物治疗的患者出现疼痛加剧时，需要从其病史确定这是其一直以来的慢性疼痛的加重还是新发的疼痛。那些"新发的"需要检查和处理的疼痛，可能就包括急性心肌梗死、肠梗阻或创伤。

确定患者目前正在服用的阿片类药物的剂量是非常重要的。

> 切记，必须确定患者正在服用的阿片类药物的剂量。

在病情允许的情况下，**维持之前的阿片类药物治疗**（即使用相同的剂型和剂量）以避免发生戒断症状，并根据需要增加其他镇痛药或辅助药物。轻度至中度的急性疼痛，对乙酰氨基酚或非甾体抗炎药就足以缓解疼痛（详细的剂量参见第20页）。对于中重度急性疼痛，可能需要患者住院并使用通过静脉途径给予阿片类药物。这种情况下，阿片类药物的剂量可能比平时要高（初始剂量的常规用法详见图2-2）。

如果**不能继续给予此前的阿片类药物**（如患者不能口服药物），应该使用替代的阿片类药物，并在两种药物之间进行剂量的转换。然后根据反应进行滴定以满足额外的需求。需要计算出一个等效的剂量（参见表5-1）并将其作为基础镇痛剂量（即背景剂量）用于患者自控镇痛（PCA）装置（参见第51页）。如果不能使用PCA，则可以考虑连续静脉内或皮下输注阿片类药物，但这种情况下需要加强监护。同时，应该尽早咨询疼痛医学专家，或者开始急性疼痛的治疗。

表 5-1　各种阿片类药物的镇痛效能

（以肠外给予 10mg 吗啡作为标准）[1]

阿片类药物	肠外[2]	口服
吗啡	10mg 肌内/静脉/皮下	30mg
丁丙诺啡	400μg 肌内/静脉	800μg 舌下
可待因[3]	—	240mg
芬太尼	150～200μg 肌内/静脉/皮下	
氢吗啡酮	1.5～2mg 肌内/静脉/皮下	6mg
美沙酮	[4]	[4]
羟考酮	10mg 静脉/皮下	20mg
曲马多[5]	100mg 肌内/静脉	150mg

① 因为个体之间的药代动力学存在差异，故上述数据是平均的等效剂量。当从一种阿片类药物转换到另一种阿片类药物时，应该将计算出的等效剂量的 50%～75% 作为初始剂量，然后进行药物滴定。

② 通过不同的给药途径将导致不同的体内药物浓度达峰时间。当使用静脉通路时，需要从小剂量开始，逐步进行滴定。

③ 可待因不适合用于重度疼痛患者。

④ 将吗啡转换为美沙酮时，吗啡的剂量将会显著影响转换率的差异。美沙酮只能在熟练掌握该药使用方法的医生指导下，用于治疗慢性疼痛患者。

⑤ 曲马多不适合单独用于中重度疼痛患者的镇痛治疗。

　　肠外给予阿片类药物需要密切监测，这时需要按顺序给予药物，并及时对反应进行评估，酌情及时改变药物剂量。如果过快地给予超过常规给药剂量上限的阿片类药物，那么阿片耐受患者恶心和呕吐的发生率会降低，但过度镇静和呼吸抑制的风险则会升高。

可以考虑使用 PCA 进行**持续性镇痛**（或当 PCA 不可用时，可在密切监测下持续输注），疗程可以直至急性疼痛得到缓解。也可以考虑其他的镇痛治疗技术（例如局部麻醉药阻滞，或诸如非甾体抗炎药、三环类抗抑郁药、低剂量的氯胺酮输注等辅助治疗方法）。有关疼痛治疗技术的详细信息，请参阅"急性疼痛：围术期"章节（第 42～67 页）。

如果疼痛难以得到缓解，则可考虑申请急性疼痛治疗方面的会诊。

5.2　阿片成瘾患者的急性疼痛

在治疗阿片成瘾患者的急性疼痛时，应该尽早咨询疼痛医学专家或药物成瘾专家的意见，并与患者的日常健康管理者（如家庭医生）保持密切联系。治疗的目的是提供有效的镇痛，同时尽量减少阿片耐受和预防发生戒断反应。

药物成瘾患者镇痛治疗困难的原因如下。

- 药物耐受、躯体依赖和戒断反应；
- 药物成瘾的心理和行为特征；
- 单一药物（或多种药物）的滥用；
- 在停药或康复治疗期间使用其他药物（详见"使用替代阿片类药物或纳曲酮的患者"，第 72 页）；
- 药物滥用的后遗症（包括器官损害和感染性疾病）；
- 其他物质的滥用（如酒精、苯二氮䓬类药物和大麻）；
- 医务人员对药物成瘾患者的不尊重。

有时可能并不容易确定患者是否有药物成瘾，而且也很难获得准确的病史。要了解患者目前的服药情况。如果存在多种药物滥用，那么疼痛治疗将会更为复杂。中枢神经系统兴奋剂（可卡因、苯丙胺、"摇头丸"）与阿片类药物不存在交叉耐药性。

在**紧急情况**（例如创伤或急诊手术）或者无法明确阿片类药物日总剂量的其他情况，患者自控镇痛（PCA）（详见第 51 页）就是最适合的治疗方式。最好将患者安置在院内并且能够密切监测，这样可以及时开具药物的处方、评估患者病情，在必要时可以及时调整药物剂量。

可以考虑使用 PCA 进行**持续性镇痛**（或当 PCA 不可用时，可在密切监测下持续输注），疗程可以直至急性疼痛得到缓解。也可以考虑其他的镇痛治疗技术（例如局部麻醉药阻滞，或诸如非甾体抗炎药、三环类抗抑郁药、低剂量的氯胺酮输注等辅助治疗方法）。有关疼痛治疗技术的详细信息，请参阅"急性疼痛：围术期"章节（第 42～67 页）。

必须及时治疗并发的情感障碍和行为障碍，使用药物时还要确保患者处于安全的环境中。同时要关注药物的转换方案。

对于有药物成瘾病史的孕妇，必须由具有治疗药物成瘾和疼痛经验的医疗团队来负责。

5.2.1　使用替代阿片类药物或纳曲酮的患者

美沙酮和丁丙诺啡可作为替代的阿片类药物来治疗阿片成瘾患者。纳曲酮是阿片拮抗剂，在对阿片类药物和酒精依赖的治疗中可以明显减少患者对成瘾物质的依赖性。如果患者在服用美沙酮、丁丙诺啡或纳曲酮时出现了急性疼痛，开具处方的医生需要与其日常的健康管理者进行密切沟通，并制定合适的初始治疗和后续治疗措施。

5.2.1.1　美沙酮

美沙酮常用于治疗阿片成瘾。它是一种长效的 μ 受体激动剂（平均半衰期为 22h，波动范围为 4～190h），但也对 N-甲基-D-天冬氨酸（N-methyl-D-aspartate，NMDA）受体和 5-羟色胺受体有作用。美沙酮可以抑制渴求和戒断症状。通常每日口服剂量最高达 100mg。在每日 1 次给药治疗阿片成瘾时，其并不能持续 24h 提供充分的镇痛效果。长期使用美沙酮可导致患者对疼痛的敏感性增强，这种情况可在开始治疗后 1 个月内出现。

如果服用美沙酮的患者新发急性疼痛，需要与为患者提供美沙酮的医务人员联系，以核对剂量并讨论治疗方案。尽早申请急性疼痛治疗方面的会诊。治疗这些患者的疼痛时，一方面要维持患者日常的美沙酮用量，另一方面则要根据患者的情况随时增加额外的阿片类药物以期良好地缓解疼痛。如果无法口服药物，则需要咨询疼痛专科医生的意见。至于出院后患者如何恢复美沙酮的使用，则需要与为患者提供美沙酮的医务人员进行联系。

5.2.1.2　丁丙诺啡

丁丙诺啡是长效的阿片类药物（半衰期为 28h），它是一个 μ 受体激动剂和 κ 受体拮抗剂。在作为替代的阿片类药物时，需要使用大剂量的丁丙诺啡来减少渴求和抑制戒断症状的出现。舌下含服时的剂量为 8～32mg（商品名 Subutex），每日 1 次或 2 次。丁丙诺啡也可以同纳洛酮（商品名 Suboxone）合用，以减少胃肠外滥用的发生率。舌下含服丁丙诺啡的镇痛作用大概是口服同等剂量吗啡的 30 倍。

长期接受稳定剂量丁丙诺啡治疗的患者，出现急性疼痛后，在治疗时需要咨询专家意见。同时，还应该联系为其提供丁丙诺啡的医务人员，以核对剂量并讨论治疗方案。

5.2.1.3　纳曲酮

纳曲酮是一种阿片受体拮抗剂，用于预防阿片类药物和酒精依赖者的复发。它可以拮抗 μ 受体以阻止患者通过继续使用阿片类药物或酒精而出现欣快感。纳曲酮的半衰期为14h，但它与阿片受体的结合可以持续 24h 以上。常用的剂量为每日口服 25～50mg。

患者在使用纳曲酮时，阿片类药物一般不能发挥镇痛作用。相反，当纳曲酮作用减弱时，患者对阿片类药物敏感性会增强，同时阿片类药物的不良反应也会迅速出现。原因可能是 μ 受体的上调。

正在接受纳洛酮治疗的患者出现急性疼痛后，在治疗时需要咨询专家意见。因为纳曲酮的药理学机制很复杂，治疗疼痛时往往需要多模式治疗。

5.3　已经治愈的阿片成瘾患者的急性疼痛

对阿片成瘾已经治愈的患者而言，还存在一个问题。如果在治疗中给予阿片类药物，患者就会有意识地关注其药物成瘾是否复发。这时，有效地沟通和治疗计划是必不可少的。要向患者耐心说明，只要是合理地使用阿片类药物，药物成瘾复发的概率微乎其微，反而是镇痛药物剂量不足时会更容易出现药物成瘾的复发。尽可能使用替代的镇痛药，同时寻找非药物治疗的替代方法。治疗方案必须包括定期重新评估、在疼痛缓解不佳时进行适当的调整。对住院患者而言，医生必须全面细致地制订出院后的治疗方案，以确保患者能够顺利地停用镇痛药物。

第6章
成人的操作相关性疼痛

很多医疗操作都会给患者带来疼痛的体验，例如腰穿、骨髓穿刺、换药、CT 引导下活检、引流以及反复的外周或中心静脉置管。无论是否需要镇静，任何需要静脉麻醉或吸入麻醉的操作，都必须由接受过完善培训的专业人员在配备有良好的监护和复苏设备的情况下才能进行。由澳大利亚和新西兰麻醉医师学院及其他七个专业学术组织或学院联合发布的指南中，详细地规定了关于人员配备、场地及设备、监测流程等方面的细节。❶

在介入治疗中，患者往往会感受到不必要的疼痛和痛苦。因此，在操作过程中进行良好的镇痛治疗，可以尽可能减少患者在后续治疗中的恐惧和焦虑，并能提高患者的依从性，改善患者的体验。

选择怎样的镇痛策略，取决于下列因素：什么样的操作，是否需要制动，预计的疼痛程度，患者的年龄，身体状况，合并的疾病以及情绪状态。部分操作可以在没有镇静的麻醉下进行（详见"无镇静的操作"，第81页）。对于那些伴有疼痛的操作过程以及容易感受到痛苦的患者而言，

---

❶ Australian and New Zealand College of Anaesthetists, et al. Guidelines on sedation and/or analgesia for diagnostic and interventional medical, dental or surgical procedures ［PS9］. Melbourne：ANZCA, 2010.（www. anzca. edu. au/resources/professional-documents/pdf/PS9-2010. pdf）

操作过程中的镇静操作是必需的（详见"有镇静的操作"，第81页）。

表 6-1 详细列出了操作过程中镇痛和镇静程度的定义。

儿童的操作相关性疼痛的处理策略参见第 187～194 页。

表 6-1　操作过程中镇痛和镇静程度的定义①

操作项目	定义
镇痛	对本应该产生疼痛感觉的刺激不再产生相应的疼痛反应或反应程度降低。可以通过局部或全身用药来产生镇痛的作用。一些全身性镇痛药可能产生镇静的作用
操作镇静	在某些可能产生疼痛的诊断性或介入性治疗、口腔手术或外科操作中,通过药物产生一定程度的镇静,使患者减少恐惧和焦虑
镇静深度	这涉及意识被控制的程度。通过监测患者对口头命令或者触觉(无痛的或有痛的)的有意识的反应来决定镇静的深度。虽然镇静是一个连续的过程,但是为了辅助风险管理①和记录,可以将镇静深度分为几个不同的水平
• 最小镇静（或者称为抗焦虑） • 中度镇静（或者称为清醒镇静） • 深度镇静	• 患者可以自然苏醒,并对口头命令做出正常的反应 • 患者可以很容易被唤醒,对口头命令做出有意识的反应,同时也可以对轻触做出反应 • 患者不容易被唤醒,但是对重复或疼痛性的刺激可以做出有意识的反应。对于疼痛性刺激的退缩反射,不能将其认为是有意识的反应

操作项目	定义
全身麻醉	通过药物诱导的对任何刺激不再产生有意识反应的状态。全身麻醉会合并保护性气道反射的丧失、呼吸抑制以及循环反射的丧失 全身麻醉需要麻醉医生在场，或是其他有能力处理气道问题并掌握复苏技术的临床医生在场

① 中度和深度镇静过程中会出现保护性气道反射、呼吸中枢以及循环中枢反射表失，并且这种风险会逐步升高。监测镇静深度的医生必须有能力处理各种不良事件来挽救患者。

注：改编自：

Australian and New Zealand College of Anaesthetists, et al. Guidelines on sedation and/or analgesia for diagnostic and interventional medical, dental or surgical procedures [PS9]. Melbourne: ANZCA, 2010. (www. anzca. edu. au/resources/professional-documents/pdf/PS9-2010. pdf)

Merskey H, Bogduk N, editors for IASP Task Force on Taxonomy. Classification of chronic pain: descriptions of chronic pain syndromes and definitions of pain terms. 2nd ed. Seattle: International Association for the Study of Pain, 1994. (www. iasp-pain. org/Content/NavigationMenu/GeneralResourceLinks/PainDefinitions/default. htm)

American Society of Anesthesiologists. Standards, guidelines, statements and other documents. Continuum of depth of sedation: definition of general anesthesia and levels of sedation/analgesia. American Society of Anesthesiologists, 2009. (www. asahq. org/for-members/standards-guidelines-and-statements)

6.1 患者评估

在进行操作之前，患者必须先经过评估。对于需要进行镇痛合并镇静的患者，给予药物前必须进行全面的评估。评估内容包括用药史、体格检查以及其他相关信息。

患者必须保持空腹状态。如果是急诊操作，就不是必须要求空腹状态。主治医师需要评估患者的状态以及临床情况，权衡在操作中进行镇静的利弊，并优化风险管理。

对于某些可以暂缓操作的急诊治疗来说，在仔细评估过镇静的利弊以后，推荐禁食至少2h。

对于其他可以推迟的治疗来说，理想的禁食时间是：

- 进食固体食物6h后；
- 进食清水2h后。

如果关于禁食时间没有明确的推荐建议时，主治医师需要评估患者的状态以及临床情况，权衡在操作中进行镇静的利弊，并优化风险管理。这包括气道维护。如果没有禁食时间的相关信息，那就要警惕呕吐和误吸的风险。对于重病患者或重伤患者，需要假定其为饱腹来进行对待。

合并呼吸系统或循环系统疾病以及气道损伤的患者，在进行镇静时有较高的风险。这样的患者在接受治疗中，在镇静过程中需要有能力进行心肺复苏的临床医师在场。患者的身体状况和镇静的类型决定了具体的人员要求，这在联合学院的指南中有明确的叙述。❶

对患者和操作的评估记录需要清楚地记载在病历中。

6.2 操作前的准备工作

治疗操作相关性疼痛的关键是预估。这需要涉及：患者评估（详见第77页）、计划操作的内容以及可能出现的疼痛

---

❶ Australian and New Zealand College of Anaesthetists, et al. Guidelines on sedation and/or analgesia for diagnostic and interventional medical, dental or surgical procedures［PS9］. Melbourne：ANZCA，2010.（www. anzca. edu. au/resources/professional-documents/pdf/PS9-2010. pdf）

和痛苦、镇痛的时间管理（以便与预期疼痛的持续时间相吻合）。

一般的原则包括：

明确即将进行必要的操作——诊断性治疗是否会改变镇痛的策略？是否有创伤更小的方式？当另一个操作需要进行镇痛或麻醉时，该操作是否可以同时进行？

为操作相关性疼痛制订镇痛方案——镇静治疗是不能取代镇痛治疗的。

患者往往希望在镇痛中接受尽可能少的介入操作和镇静治疗（详见图 6-1）。

给予足够的镇痛药以建立完善的镇痛。

要制订备选方案，以防操作中疼痛或痛苦发展到难以处理的地步。

评估和处理镇静相关的风险。确保监测和管理不良事件的相关设备和人员都到位（参见表 6-2）。

对于操作的整个过程，要详细精确地记录操作过程、药物的使用方法和观察到的情况。推荐使用格式化表格。

操作者要与患者建立起相互支持的关系。对于操作的必要性、可能的风险以及治疗后可能获得的益处都要向患者进行解释。以书面形式记录下这些内容是很有用的。必须要对此达成共识，并征得患者对治疗的同意，如果要进行镇静，也应包括患者对镇静的同意。

需要反复操作时，患者和医生之间要达成共识，保证有足够的"无操作时间"。对某些患者可以采用认知行为疗法进行有效的治疗，包括引导想象、催眠和放松（参见"心理治疗"，第 117～123 页）。

升级项目
- 镇静深度
- 不良事件的风险
- 操作人员的技术要求
- 操作人员的数量要求
- 需要的监护设备
- 禁食

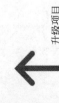

全身麻醉方案

在患者、医师及设备完善的情况下，使用有效的静脉镇静或静脉镇痛联合镇静，以达到中度或深度镇静的效果

增加单一的镇痛或镇静药物，以达到最小镇静的效果。根据预计的疼痛程度和药物的镇痛特性来选择相应的药物：
- 轻度疼痛——氧化亚氮
- 中度疼痛——高浓度氧化亚氮或甲氧氟烷完口服阿片类药物
- 重度疼痛——考虑更高阶梯的治疗

增加非镇静性镇痛措施——考虑使用对乙酰氨基酚、非甾体抗炎药、局部麻醉药

使用非药物治疗措施（包括放松疗法、引导图像法）

避免操作或最小化操作

图 6-1 镇痛操作中的阶梯式治疗方案

6.3 无镇静的操作

可以应用下列这些措施以减少无镇静操作中的疼痛：

● 非镇静性的口服镇痛药（例如对乙酰氨基酚、非甾体抗炎药）；

● 局部麻醉浸润（成人局部麻醉时单次用药的最大安全剂量参见表 4-4）；

● 神经丛干阻滞；

● 区域性静脉麻醉。

6.4 有镇静的操作

> 镇静操作是一个连续的过程,包括最小镇静、中度镇静、深度镇静直至全身麻醉。

在一些诊断性和介入性操作中（例如下文的框 6-1 中的情况），是需要镇痛和各种程度的镇静的。镇静操作是一个连续的过程，包括最小镇静、中度镇静、深度镇静直至全身麻醉（相关定义参见表 6-1）。在操作中，很容易将较低的镇静等级升级为较高的镇静等级，特别是在使用强效或静脉药物时。进行操作的医务人员必须熟练掌握技能，才可以有把握管理比预计需要的镇静深度更高的镇静过程。

框 6-1　需要使用镇静的治疗[①]

下列这些情况中,患者几乎都需要镇静：
● 心脏复律；
● 大关节（例如肩关节、髋关节、膝关节和踝关节）脱位的复位治疗；
● 长骨骨折的复位和夹板疗法。
下列这些情况中,部分患者可能需要镇静：
● 烧伤患者的换药；
● 中心静脉置管；
● 胸腔置管引流；
● 身体深部异物的取出；
● 脓肿引流；
● 腰椎穿刺；
● 缝合（特别是焦虑和认知功能障碍的成年人）。

镇静治疗可以减少恐惧和焦虑，通过特殊的镇痛方式可以消除或减少对不愉快事件的回想。镇静的深度应该选择最安全的途径，用最适合的药物，并且与操作的内容、患者的身体状态相适应。当然，首先要有足够的镇痛治疗。通过提高镇静深度来弥补镇痛的不足，这是非常危险的行为。

> 不能将深度镇静作为改善镇痛效果的替代治疗。

很不幸，现在还没有理想的镇静药物，而患者对镇静药物的反应也是各种各样，且不能预测。因此在镇静操作中使用的镇静药物，都是需要渐进式增量，以滴定的方式逐步达到临床效果。这个过程是需要花费时间的。操作和使用的药物都要有足够的安全范围，以尽可能减小出现意识完全丧失的风险。

下列情况中，患者更容易出现不良事件：

- 老年患者；
- 患者罹患阻塞性睡眠呼吸暂停（或其他形式的严重呼吸系统疾病）、病态肥胖症、困难气道（例如小颌畸形、扁桃体肥大等）；
- 患者肝肾功能减退，不能正常代谢药物；
- 患者已经使用阿片类药物或其他中枢神经系统镇静药物。

颅内压升高的患者（闭合性颅脑外伤、肿瘤或血肿）不能使用镇静药物，原因是高碳酸血症会导致颅内压继续升高。

> 椎管内压力增高的患者是不能进行镇静治疗的。

联合使用阿片类药物和镇静药物，可能会出现气道损伤、呼吸抑制、循环系统障碍、药物反应等，所以要密切监测患者的情况。不同等级的镇静和镇痛药物联合使用，会导致镇静作用增强，并对呼吸抑制产生增效或协同作用。

监测镇静的临床医生必须可以胜任气道管理和复苏技能。当出现意识丧失的趋势时，现场要有麻醉医生或其他经过培训并能胜任该工作的医务人员（参见联合学院关于人员技能水平的指南）。[1] 任何需要静脉或吸入麻醉联合辅助镇静的操作，都必须在配备有完善监护设备和复苏设备的场所进行。

> 管理镇静治疗的临床医师必须熟悉气道管理和心肺复苏技能。

镇静操作的选择要与患者的身体状况、医生具备的专业技能水平相适合。全身麻醉用于某些操作过程（特别是不能配合的患者和具有高风险的患者，参见第82页）和存在明显认知功能障碍的患者。联合阿片类药物或局部麻醉的最小镇静，对于部分患者来说是安全的。

> 如果治疗过程不能在镇静下完成，就必须停止镇静，并转为全身麻醉后再继续治疗。

6.4.1 最小镇静

吸入麻醉药，如氧化亚氮（氧气中的含量为50%～70%）或甲氧氟烷，可以用于某些需要迅速产生轻度或中度镇痛的短程疼痛性操作过程。成人和儿童在使用氧化亚氮时需要的监护设备和禁忌证是类似的（参见第176页）。使用甲氧氟烷的注意事项参见第28页。

对于需要最小镇静和镇痛的患者来说，阿片类药物足以

---

[1] Australian and New Zealand College of Anaesthetists, et al. Guidelines on sedation and/or analgesia for diagnostic and interventional medical, dental or surgical procedures [PS9]. Melbourne: ANZCA, 2010. (www.anzca.edu.au/resources/professional-documents/pdf/PS9-2010.pdf)

产生相应的镇痛效果。常用的药物是羟考酮。一般使用的剂量是：

在进行操作前 30min，单次口服即释剂型的羟考酮，5～10mg。

对于老年患者，尽量使用最低剂量的羟考酮。

已经长期使用阿片类药物的患者，是需要进行追加镇痛的，而且他们需要的镇痛药剂量可能比预计的要多。在治疗前后，一定要保持规律地使用原有的镇痛药。

6.4.2 中度镇静

多种药物可以用于产生中度镇静。管理镇痛和镇静的临床医生需要与患者保持适当的语言沟通。

通过辅助滴定小剂量阿片类药物❶可以比较容易产生静脉镇静的效果。较为常用的方法是：

静脉输注 50～100μg 芬太尼，酌情可以每 5min 追加 25～50μg，直到累计达到 200μg 的最大用量。老年患者或体弱者需要减量。

相比较芬太尼，吗啡的起效速度要慢一些，当预计操作后会出现疼痛时，也是可以使用吗啡的。

可以增加苯二氮䓬类来提供足够级别的镇静效果。咪达唑仑较为常用，但患者的反应不太一致，所以尽量由已经熟练掌握操作的医生来使用。阿片类药物和苯二氮䓬类药物联合使用，可以协同增强呼吸抑制的作用。必须有完善的监测设施（参见表 6-2），需要的时候要能尽快开始复苏操作。较为常用的方法是：

每 1～2min 静脉输注 2mg 咪达唑仑，酌情每 2min 追加

---

❶ 如果患者接受多模式操作或重复操作，那么前一次操作中，镇痛药物的剂量和起效的时间长短，对于接下来的治疗具有明显的指导作用。

1mg 咪达唑仑，直到患者产生足够的镇静。一般来说，总剂量不能超过 5mg。老年患者可能对 0.5～1mg 的咪达唑仑就会产生反应。

有些药物是用来消除不良反应或是延长镇静和镇痛效果的。有关阿片类药物和苯二氮䓬类药物逆转的信息，参见下文。

有些药物（如氯胺酮、丙泊酚）可以用来产生更高程度的镇静效果，但需要有经过良好培训的人员、完善的设备以及相关的使用计划。丙泊酚是一种麻醉药物，在镇静剂量和麻醉剂量之间只有很小的缓冲范围。

6.4.3 镇静相关性不良反应的监测和管理

镇静相关性不良反应主要有气道功能丧失、呼吸窘迫和低氧血症。

如果使用了两种或更多的镇静药物，或者是镇静药物的作用时间超过治疗时间，镇静的不良反应就会出现，并且会导致更深的镇静。

在镇静的过程中，要有经过良好培训的操作人员专门进行治疗中的监测。该人员必须能够评估镇静的深度、管理比预计镇静深度更高程度的镇静过程、根据患者的年龄和情况选择合适的复苏操作（参见表 6-2）。

根据实际达到的镇静深度进行监测（参见表 6-2）。如果监测发现镇静深度提高，需要酌情加强监测。如果患者保持镇静状态（镇静水平没有被评估），就需要按照深度镇静准备人员和监测。

6.4.4 用于苯二氮䓬类药物和阿片类药物逆转的药物

6.4.4.1 氟吗西尼

如果出现过度镇静，需要加强监测和管理。在使用氟吗西尼逆转苯二氮䓬类药物作用时，常用的方法是：

每1~2min通过静脉输注0.1~0.2mg氟吗西尼，逐步滴定到最大剂量1mg。

注射后1min内即可起效。氟吗西尼的效果可以维持45min左右，之后可能再次进入镇静状态，这取决于咪达唑仑的用量和给药途径。

6.4.4.2 纳洛酮

纳洛酮可以用于逆转吗啡的作用。具体使用细节可以参见第59页。

表6-2 不同等级镇静操作所需要的人员和监测

镇静深度[①]	人员要求[②]	监测
最小镇静	操作区域的人员需要掌握高级生命支持技能	镇静深度[③]和疼痛
中度镇静	掌握高级生命支持技能的专业人员,专门负责监测患者情况(不兼任其他工作),必要时可有一位助手 治疗区域的人员需要掌握面罩给氧的技能	持续监测镇静深度[③]和疼痛、气道通畅、呼吸频率和深度及脉搏血氧测定
深度镇静	掌握高级气道管理和复苏技能的专业人员,专门负责监测患者情况(不兼任其他工作),有一位熟练掌握技能的助手随时待命	**如果出现意料之外的深度镇静,尽快寻求帮助,并加强监护** 持续监测镇静深度[③]和疼痛、气道通畅、呼吸频率和深度、脉搏血氧测定、心电图、血压和呼出二氧化碳

治疗指南：疼痛分册

镇静深度[①]	人员要求[②]	监测
无意识(只对疼痛有反射性反应)	掌握高级气道管理和复苏技能的专业人员,专门负责监测患者情况(不兼任其他工作),有一位熟练掌握技能的助手随时待命	**如果出现意料之外的意识丧失,尽快寻求帮助,并加强监护** 持续监测镇静深度[③]和疼痛、气道通畅、呼吸频率和深度、脉搏血氧测定、心电图、血压和呼出二氧化碳

① 镇静深度的定义参见表 6-1。

② 关于人员要求的更多细节,请参考 Australian and New Zealand College of Anaesthetists,et al. Guidelines on sedation and/or analgesia for diagnostic and interventional medical,dental or surgical procedures［PS9］. Melbourne：ANZCA,2010. www. anzca. edu. au/resources/professional-documents/pdf/PS9-2010. pdf.

③ 镇静评分的例子参见表 12-10。

第7章

急性疼痛迁延为慢性疼痛

国际疼痛学会（IASP）对于慢性疼痛的时间范围定义为每天发作持续 3 个月以上。但这个定义并没有对疼痛或刺激性事件的严重性进行说明。在 1983 年的一篇论文中提出了"中枢敏化"的概念，并描述了其发展过程。这是第一次探讨急性疼痛迁延为慢性疼痛的相关机制。

> 对疼痛进行及时、有效的干预，可以有效预防急性疼痛迁延为慢性疼痛。

中枢敏化的过程，不但有神经兴奋性的增强，同时也包括脊髓背柱水平的抑制信号的下调。这些过程可以作为治疗干预措施的靶点（例如局部麻醉药、加巴喷丁、N-甲基-D-天冬氨酸受体拮抗剂、5-羟色胺和去甲肾上腺素再摄取抑制剂）。

越来越多的证据表明，从急性疼痛迁延为慢性疼痛的过程中，是有多种机制参与其中的。其中部分原因如下。

• 脊髓背柱水平的 N-甲基-D-天冬氨酸受体的上调——这涉及了"上发条"现象，以及兴奋性增高导致的感觉神经传导速度增快。

• 长期的炎症或阿片类药物可以引起周围传入感觉神经元的变性，之后又会出现"痛觉过敏"——长期使用阿片类药物导致痛觉过敏，这可以帮助解释急性痛迁延为慢性痛以及阿片类药物耐受过程中常见的机制。

• 被横断的神经会产生自发疼痛，这其中的异位放电带有神经病理性疼痛的特征——这可能或部分归因于神经损伤处的钠离子通道表达发生改变。

慢性疼痛可以发生在以下情况。

- 手术或外伤后的急性疼痛；
- 伴有损伤的急性疼痛，如带状疱疹、HIV 等；
- 引起脑卒中后疼痛综合征的脑卒中；
- 引起神经根性疼痛的脊髓损伤，末梢神经病理性疼痛，多种肌肉骨骼疼痛综合征；
- 抗肿瘤药物治疗。

目前尚不明确，为什么只有部分患者会从急性疼痛、损伤或创伤迁延为慢性疼痛。可能与经历过不同病理生理损害的患者中常见的社会心理因素有关。另外，遗传因素被认为在一些慢性疼痛综合征的发生、发展过程中起到重要的作用，在以后的治疗中可能成为镇痛治疗的靶点。

7.1 术后疼痛综合征

持续性术后疼痛的定义，在不同的文化背景下有不同的判断标准，没有办法做到精确定义。对照性的研究很难体现这一点。早期的定义中，要求疼痛在术后要持续至少 2 个月，同时没有其他引起疼痛的原因（例如进展性的恶性肿瘤或慢性感染），也没有其他早已存在的问题可以解释出现的疼痛。但同时，临床也使用其他标准的定义。在外科修补术或腹股沟斜疝术中会使用网状补片这一新技术，它会让局部组织混乱，由于补片导致的炎症反应可能会持续 2 个月以上，而这正是老定义所要求的时间范围。

术后疼痛综合征的发生率取决于手术内容的不同，截肢、疝修补术后、胸廓切开术后、乳房切除术后疼痛综合征是最常见的（参见表 7-1）。它们发生的频率和时间都是不同的（例如疝修补术后疼痛综合征在第一年后发作频率会下降，幻肢痛也是类似的）。这提示某种术后持久的疼痛，可以在前 12 个月中通过积极的治疗来加以改善。

很多术后疼痛的研究都受限于实验设计的问题。很多都是回顾性的调查，这需要患者回忆术后数月到数年的情况。其他的影响因素包括不同外科技术的使用、不能及时改进已经落后的手术的操作要点。

表 7-1　根据操作分类的术后疼痛的预期发生率

外科操作	术前疼痛的发生率	顽固性术后疼痛的发生率	术后严重顽固性疼痛的发生率
部位和性质为新发的疼痛[①]			
下肢截肢	缺血性疾病时很常见	残肢痛 62% 幻肢痛 70% 幻肢感觉 82%	5%~10%
乳腺切除术			
● 乳腺增大成形术	罕见	20%	2.3%
● 单纯切除术	罕见	30%	5%~10%
● 切除术＋腋窝淋巴结清扫术	罕见	50%	多达 10%
胸廓切开术			
● 后外侧入路	罕见	33%	5%~13%
● 电视辅助胸腔镜手术	罕见	25%	1%~5%
根治性前列腺切除术	罕见	32%	N/A
子宫切除术	62%，与子宫病理检查有关	32%	6%
胸骨切开术			
● 冠状动脉旁路移植术	常见为心绞痛	30%	3%~5%
● 瓣膜置换术	罕见	32%	3%~5%

外科操作	术前疼痛的发生率	顽固性术后疼痛的发生率	术后严重顽固性疼痛的发生率
结肠切除术	罕见	28%	N/A
腹腔镜下胆囊切除术	常见,多与胆石症有关	23%	2%
输精管切除术	罕见	15%	1%~5%
腹股沟斜疝修补术	常见为突发疼痛	12%	2%~4%
剖宫产	(分娩痛)	6%	1%
人工晶体植入术	罕见	不到1%	N/A
已经存在的疼痛持续发作[②]			
骨盆骨折开放性复位	广泛性疼痛,与骨折有关	48%	N/A
腰椎手术 • 腰椎管狭窄 • 椎间盘切除术	常见,与神经根受损有关	N/A 44%	31% N/A
全髋置换术	广泛性疼痛,与关节疾病有关	20%	3%
根管手术	常见,与蛀牙有关	12%	N/A

① 大部分常见的顽固性疼痛或慢性疼痛综合征,手术的目的不是缓解疼痛,而疼痛通常是神经病理性疼痛。

② 疼痛比预计的程度更重、持续时间更久,手术的目的是缓解疼痛,疼痛是多因素的,并且多与原发疾病相关联(例如持续性感染)。

注:1. N/A=不适用。

2. 经许可,改编自:Perkins F, Ballantyne J. Postsurgical pain syndromes. In: Stannard CF, Kalso E, Ballantyne J, eds. Evidence-based chronic pain management. Oxford: Blackwell Publishing Ltd, 2010. p. 195. © 2010 by Blackwell Publishing Ltd.

术后急性疼痛迁延为顽固性疼痛的危险因素可以分为：术前因素、术中因素及术后因素（参见表7-2）。

表 7-2　术后疼痛综合征发生的危险因素

术前因素

- 术前就存在疼痛，且持续时间超过 1 个月(不一定与手术部位相关)
- 再次手术
- 心理状态不稳定
- 术前焦虑
- 女性
- 年轻成人
- 工作补偿金(？再次损伤)
- 遗传易感性
- 弥散性伤害抑制性控制(DNIC)

术中因素

- 手术入路，特别是考虑到神经损伤的风险——手术入路需要寻找、确认和保护神经，而微创神经介入治疗入路被认为可以提高治疗的效果
- 感染和血肿——增加再次手术的概率和出现术后疼痛综合征的发生率
- 麻醉技术——回顾性研究发现，在子宫切除术和剖宫产中，椎管内麻醉与全身麻醉相比，前者可以减少大约 50% 的风险

术后因素

- 急性疼痛(中度到重度)[①]
- 手术区域的放疗
- 使用神经毒性药物的化疗
- 抑郁
- 心理状态不稳定
- 焦虑

① 最主要的危险因素。

注：经许可，改编自：Macintyre PE，Scott DA，Schug SA，Visser EJ，Walker SM，eds. Acute pain management：scientific evidence. 3rd ed. Melbourne：Australian and New Zealand College of Anaesthetists and Faculty of Pain Medicine，2010. p.11. (www. fpm. anzca. edu. au/resources/books-and-publications)

术后患者出现急性疼痛迁延为顽固性疼痛的一个公认的预测因素是重度急性疼痛。很多医院在术后都针对急性疼痛采取镇痛

> 顽固性术后疼痛的最重要的危险因素就是术后重度急性疼痛。

措施，减轻了术后疼痛的程度，改善了患者对疼痛的体验。Cochrane 协作网对药物治疗在预防成人术后慢性疼痛形成中的作用进行了回顾性研究。❶

目前的临床实践已经表明，很多外科操作都会不经意或不可避免地造成外周神经的损伤，而后者可能就是神经病理性疼痛形成的原因之一。一项关于围术期使用加巴喷丁类药物（加巴喷丁或普瑞巴林）的系统分析表明，使用加巴喷丁类药物可以减少顽固性术后疼痛的发生率，但需要更加完善的临床试验来明确这个结论。❷

在围术期是不容易诊断出神经病理性疼痛的。它会表现为触诱发痛，其性质类似烧灼样、枪击样或麻木样疼痛。阿片类药物对于这种疼痛不会有持久的疗效，所以需要其他特殊的药物。一旦确诊神经病理性疼痛，就需要给予专门的抗神经痛药物，而不是单纯的增加阿片类药物的剂量。相关的药物包括三环类抗抑郁药和抗癫痫药（包括普瑞巴林和加巴喷丁）（参见 *eTG complete* 的 "神经病理性疼痛"）。同时要考虑专家的推荐意见。

---

❶ Gilron I, Moore R, Wiffen P, McQuay H. Pharmacotherapy for the prevention of chronic pain after surgery in adults（protocol）. Cochrane Database Syst Rev, 2010,（1）: CD008307.

❷ Clarke H, Bonin RP, Orser BA, Englesakis M, Wijeysundera DN, Katz J. The prevention of chronic postsurgical pain using gabapentin and pregabalin: a combined systematic review and meta-analysis. Anesth Analg, 2012, 115（2）: 428-442.

其他可以被人为控制而有利于减少术后急性疼痛迁延为慢性疼痛的风险因素如下。

- 改进手术技术，以此减少潜在的神经损伤风险——例如，减少疝修补术中补片的重量；腹股沟斜疝修补术、胆囊切除术及胸廓切开术中用腔镜入路取代传统的外科入路。

- 对患者进行关于术后期望值的健康教育——术前需要向患者详细解释手术以后可能获得的益处和可能出现的不良反应（包括顽固性术后疼痛）。这一点对于那些患者可能没有太多相关性症状或表现的手术来说尤为重要，例如超声检查、乳房成形术或择期剖宫产中发现的无临床症状的疝气。

- 患者术前充分的心理准备——在日间手术的基础上，住院周期不断缩短、手术复杂程度不断增加，导致患者很少有机会与医生讨论术后逐步回归工作岗位的情况。在患者术前准备中，帮助患者意识到由此产生的焦虑和抑郁（医生向患者解释计划进行的手术可能产生的风险和获得的益处，倾听患者的想法并同其进行真诚的交流），并尝试消除它们具有重要的意义。

- 制订完善的术后康复计划——鼓励患者主动地参与其治疗过程，而不是被动地进入。制订每天的目标，向患者解释达到这些目标的意义，以及改善功能这个基本的目标。需要达到的目标有：按照时间表逐步恢复正常的生活作息，如穿衣、洗澡、参加物理治疗、去医院的自助餐厅就餐、到户外步行等。除非病情不稳定，一般不建议患者长期卧床。

- 对患者使用的镇痛药进行完善的指导和咨询——很多患者对为什么吃药和何时吃药都存在疑惑。所以需要向患者详细解释，比如，清楚地告诉患者服用镇痛药的目的是缓解疼痛，这样可以使患者尽早下地活动，以促进康复。同时，也要提示患者长期使用镇痛药可能出现的问题。

● 医务人员的态度——对于由于疼痛造成患者病情不缓解的情况，医务人员有必要本着职业责任心，组织多学科会诊，以避免患者获得混乱的信息。在多学科讨论的过程中，可以形成一个系统化的管理方案。

进一步的工作是检测药物基因组学，以此作为评估顽固性术后疼痛综合征发生的一个预测因子。基因的多态性与急性疼痛管理的效果不佳有关，并因此可以增加患者顽固性术后疼痛发生的风险。大量的基因突变已经得到了确认，这些突变可以提示疼痛的感受性或敏感性。基因多态性也会影响到药物代谢过程，根据基因组学的结果，可以选择适合患者遗传特性的药物，这样可以提示医生制订更为有效的急性疼痛处理方案。

患者出现顽固性术后疼痛是有明显表现的。如果患者的功能状态被严重损害，那么患者就不能完成康复计划了。例如，全关节置换术后在感染的假体周围出现顽固性疼痛，这种情况会导致继发性病情恶化、血栓形成以及患者独立生活能力的丧失。

7.2 腰痛

在西方社会，腰痛是普遍存在的。在初级医疗体系中诊断的腰痛患者，绝大多数都没有特异性的发生机制，并且是一个自限性的过程。在诊断"非特异性腰痛"之前，必须要排除那些与其他疾病相关的引起腰痛的因素（例如多发性骨髓瘤、强直性脊柱炎、转移性肿瘤等），或者背部解剖结构的原发性病理改变（例如椎间盘炎、骨质疏松性压缩性骨折等）。

腰痛单次发作时的治疗效果是比较满意的。但是，很多患者都体验过疼痛复发，由于每个患者的个体素质不同，患者疼痛复发的情形和治疗效果也是不一样的。有些患者会体验到重度慢性疼痛。

目前尚不清楚急性腰痛迁延为慢性非特异性腰痛的危险因素。*eTG complete* 中关于"腰痛：非特异性"的章节，讨论了导致非特异性腰痛治疗效果不佳的最常见的因素，并且推荐了详细的治疗措施。

7.3 慢性损伤后疼痛

严重创伤（参见第 37 页）后 12 个月左右的时候容易出现慢性疼痛，伴随疼痛出现的是功能明显受限和不断加重的心理焦虑情绪。在这些患者中，近 17% 的患者在第 12 个月的时间点进行疼痛评分（评分为 0～10 的数字疼痛评分）时，评分都等于或大于 5 分。对创伤后的患者精准地判断出哪一部分可能会从急性疼痛迁延为慢性疼痛，有助于在慢性疼痛管理过程中，通过生物-心理-社会模式的治疗方法，对患者进行早期分类和干预。

创伤后从急性疼痛迁延为慢性疼痛的患者多为男性（一直相反的是，在其他类型的慢性疼痛中，女性患者占大多数）。大体上来说，创伤后慢性疼痛的患者要比手术后慢性疼痛患者年轻一些。慢性损伤后疼痛主要发生在四肢（特别是上肢，以复杂性区域疼痛综合征和臂丛神经损伤为主）和脊柱。在腰痛人群中，继发于颈椎"挥鞭伤"后的慢性疼痛也是比较常见的。

创伤后从急性疼痛迁延为慢性疼痛的危险因素如下。

- 伤前失业；
- 严重创伤；
- 重度急性疼痛；

- 对治疗预后失去信心（例如自我效能不足）。

与此类似的是，创伤后慢性疼痛的严重程度与伤前身体状体、伤前失业、重度急性疼痛、镇痛药的强烈需求、创伤为工伤等因素相关联。与发生术后疼痛综合征患者的情况类似，创伤后的患者中，急性疼痛程度越严重，就预示之后慢性疼痛处理会更加棘手。

罹患这种疼痛的患者，是非常需要医生告诉他们关于药物使用的知识；同时，也需要被鼓励去积极参与他们的康复治疗。

7.4 复杂性区域疼痛综合征

随着认识的加深，复杂性区域疼痛综合征（complex regional pain syndrome，CRPS）在常见的创伤或手术后被越来越多地发现和诊断。与之相对比的是，继发于神经系统原发病变的CRPS并不多见。CRPS可以分为两个主要的类型：Ⅰ型一般发生在创伤之后，例如柯莱斯骨折之后容易出现；Ⅱ型则多见于周围神经损伤之后。

CRPS主要在四肢出现（成人多发于上肢，儿童多发于下肢），特别是在肢体的末端会出现剧烈的疼痛。疼痛不仅仅只在周围神经或神经根的支配范围内出现，它的疼痛程度明显超过预计的程度。CRPS的疼痛常这样被描述：肢体末端的自发性烧灼样触诱发痛，当肢体下垂时尤为明显。远端关节受压或运动时，常常可以伴随出现刺激诱发的疼痛和深在的躯体疼痛。另外，CRPS的Ⅱ型被认为可能出现在受累神经的支配区域内感觉功能和运动功能缺失。

交感神经系统过度兴奋的早期症状和体征一般有：受累

> 如果肢体末端的疼痛程度和损伤程度不成比例，则需要考虑复杂性区域疼痛综合征。

肢体的体温变化、皮肤颜色改变（红肿、发绀或苍白）、多汗和肿胀。在慢性阶段，患者会出现营养状态的改变，例如毛发生长方式改变、指甲畸形、皮肤纤维化、关节挛缩以及骨质疏松等。

同时也会出现运动功能的异常，包括精细运动功能的丧失以及明显的肌肉震颤。偶尔会出现受累肢体的感觉迟钝。

现在尚不是很明确，为什么在常规手术或常见外伤以后，只有少部分人会出现 CRPS。对表现出炎症性和神经病理性现象的 CRPS 的病理生理基础机制，仍然没有统一的共识。只有把这个基本问题解决了，才能制订出有针对性的治疗措施。

目前治疗的重点是着眼于早期康复，目的是尽快恢复受累肢体的功能。这个过程是必须及时使用镇痛药的，例如阿片类药物、抗抑郁药、加巴喷丁类药物和卡马西平。皮质类固醇可以在 CRPS 的早期阶段使用，特别是针对炎症为主且炎症已经制约了物理治疗或功能康复的 CRPS，有的时候会有良好的效果。及时将患者转诊到疼痛治疗专科诊所，使其接受包括心理治疗、简便的应对技能等在内的完善的康复治疗，这对于患者的康复具有重要的意义。

7.5 带状疱疹后神经痛

带状疱疹后神经痛表现为急性带状疱疹痛的迁延和经久不愈。

带状疱疹后神经痛发生的危险预测因素包括以下几个。

- 高龄（特别是 80 岁以上）；
- 出现前驱疼痛及其疼痛强度；
- 急性带状疱疹痛的疼痛强度。

带状疱疹后神经痛的治疗非常棘手，常会导致患者萎靡不振、抑郁以及对他人依赖性增强。这在老年患者的长期治疗中比较常见。

预防急性带状疱疹痛迁延为带状疱疹后神经痛的措施包括以下几个。

• 对于成人注射疫苗，可以将已经减弱的自然细胞介导的免疫功能再次加强（虽然每 350 个人接种疫苗后，只能预防 1 个人不出现带状疱疹后神经痛）。

• 早期诊断带状疱疹，并予以合适的抗病毒治疗。

• 对急性带状疱疹痛已经出现及不断加重的患者，要及时予以积极的镇痛治疗。

关于两种疾病的详细治疗信息参见 *eTG complete* 的"带状疱疹"和"带状疱疹后神经痛"。

7.6 抗肿瘤治疗后的慢性疼痛综合征

由于疾病进展或治疗过程（例如外科手术、化疗或放疗），肿瘤患者会出现癌性疼痛。肿瘤治疗有效性的提高，使得患者的生存率（无论是带瘤生存还是肿瘤被临床治愈）也得到了提高。

除了治疗引起的疼痛，其他因素也会导致癌性疼痛患者出现慢性疼痛（例如副肿瘤综合征、带状疱疹及后续的带状疱疹后神经痛、非恶性原因等）。

一些化疗药物会引起剂量相关的痛性周围感觉运动神经病。这些症状随着时间会减轻，但其发病人数相当可观。有研究证明，不是所有的化疗药物都会产生相同的情况。有髓鞘和无髓鞘的外周神经纤维会被不同的化疗药物所影响，所以它们在病史和检查上的临床表现都是不一样的。

抗肿瘤治疗后出现的痛性周围感觉运动神经病的危险因素如下。

- 化疗药物〔例如长春碱类、紫杉烷（包括紫杉醇和多西他赛）、铂化合物（例如顺铂）、沙利度胺、来那度胺、硼替佐米〕。
- 药物的剂量累积、剂量强度和治疗持续时间。
- 联合使用其他神经毒性药物。
- 患者的年龄——年轻患者更有可能接受较为积极的化疗。
- 发病以前就出现的神经病变。

因为目前的实验受限于方法学，所以关于化疗引起的周围神经病变（chemotherapy-induced peripheral neuropathy, CIPN）的药物治疗的临床证据很少。对某些神经病理性疼痛（如带状疱疹后神经痛和痛性糖尿病周围神经病变）有效的治疗方式，不一定就对 CIPN 有效。无论是单用还是联合使用抗抑郁药、抗癫痫药和阿片类药物，其镇痛效果都不一样，且多为效果不佳。有研究表明，对于治疗中使用过紫杉醇或顺铂的患者，在出现痛性周围神经病变以后，可以口服补充维生素 E 来延缓病变的发展。

7.7 HIV 相关性慢性疼痛

HIV 患者中慢性疼痛是较为常见的，据报道其发病率可高达 50％。随着 HIV 发病率的升高，HIV 相关性疼痛的发病率也随之提高。在疾病后期，疼痛将对患者的生活质量产生严重的影响。这与癌性疼痛是类似的。

HIV 患者的疼痛是多因素的。疼痛有可能来源于病毒本身、机会性感染、免疫抑制（引起多种血液性和实体肿瘤，包括卡波西肉瘤）或治疗的不良反应（抗反转录病毒治疗）。生活方式相关因素（例如静脉用药、危险因素的发生率增加、随之而来的创伤和被隔离）和心理社会因素（例如焦虑、抑郁等）也会引起相应的疼痛。另外，HIV 患者也会出现与他们的基础诊断没有关联的慢性疼痛。

准确的诊断、调查和有针对性的治疗是必需的。HIV 患者会出现远端肢体痛性多发性感觉神经病变，有的时候则是由于较老的抗反转录病毒药物所致。神经病理性疼痛治疗中的标准疗法，对多发性神经病变并不一定有效。有证据表明，吸食大麻、使用拉莫三嗪和大剂量辣椒素贴片（现在澳大利亚已经不允许使用）可以治疗 HIV 引起的痛性周围神经病变。而仅有少量证据表明阿片类药物对此类疼痛有效，可能仅仅是对少数患者有效。在为这个年龄段的患者开具阿片类药物时，要注意患者存在的多个心理社会方面的危险因素（参见"使用阿片类药物前的准备"，第 129 页）。正念治疗是一种压力释放的技术，可以作为 HIV 患者疼痛（和其他症状）治疗中的辅助措施。

关于姑息治疗中 HIV 患者疼痛管理的详细信息参见 *eTG complete* 的"姑息治疗中的 HIV/AIDS 患者"。

第8章

慢性疼痛：概述

　　20％的澳大利亚人都罹患过慢性疼痛，随着老龄化的发展，这个数字还会增加。大约有5％的患者（约等于一百万人），疼痛对其生活质量造成了严重的影响。澳大利亚的多学科疼痛诊所无法接纳这么多的患者。因此，对慢性疼痛患者的治疗就更多地落在了全科医生的身上。

　　许多慢性疼痛患者都有被抛弃或被剥夺诉求权利的感觉，这来自于现有的"医疗模式"，也来自他们的家庭、同事和日常的人际关系。疼痛管理的一个重要方面就是要为疼痛患者争取到应有的重视和关心，罹患疼痛的患者需要支持和时间，这样才能有效地治疗疼痛。良好的医患关系是基石，可以改善患者的治疗效果。而熟悉这些患者的全科医生们，在疼痛管理中将起到重要的作用。

　　疼痛医学专家和澳大利亚皇家全科医师学院合作，力图提高全科医生在慢性疼痛健康教育方面的能力。目的是为全科医师们提供大量的资源，利用这些资源可以对患者展开健康教育，使其了解到药物治疗的局限性以及自我管理和非药物治疗的重要意义（参见第108～125页）。

　　慢性疼痛是一个复杂的医学问题。它可能是由进展性的疾病所引起的（例如肿瘤、类风湿关节炎等）。但有的时候，即使原发病变已经不再发展，但由于神经系统的持续性改变，疼痛会表现为迁延不愈。功能磁共振成像可以将慢性疼痛患者大脑的改变显现出来。如果疼痛被成功地治愈，则大脑中的这些改变也会被逆转。有的时候，由于没有出现容易被发现的病变，一些疼痛会很隐秘地进展。

慢性疼痛会引起继发性的身体改变，这些改变继而会明显地影响患者的生活质量。患者会出现功能失调和姿势改变，同时还有心理、睡眠、食欲、行为和思维上的改变。患者的社会活动和心理环境会影响到其自身疼痛的形成（参见图 1-1）。有的时候，这些因素比潜在的病情进展情况更能影响患者疼痛的治疗情况。所以在评估和管理疼痛患者，特别是慢性疼痛的患者，为了应对这样的复杂情况，就需要通过"生物-心理-社会"模式的方法。

为了解决这个难题，我们需要关注那些可以被改进的地方，特别是在疼痛不能治愈的情况下。治疗措施可以是单一的模式，也可以将多种方式整合为一个综合性的模式。可以采用的治疗方法包括身体治疗和心理治疗（参见第 108～125 页）、药物治疗（参见第 126～137 页）、介入治疗（参见第 138～157 页）。缓解疼痛的外科治疗方法，如关节置换术等，在适当的时机下也应该予以考虑。对患者进行健康教育，向其解释慢性疼痛对生活方式会产生怎样的影响，这可以改善患者的生活质量，特别是当疼痛没有得到有效的控制和缓解时（参见第 105 页）。

8.1 慢性疼痛管理的基本原则

在下面的内容中将会列出慢性疼痛管理的一些基本原则（框 8-1），在临床工作中，对于每一个慢性疼痛的患者，都需要制订出个性化的治疗方案。这个方案是与患者的评估结果相关联的（参见第 1～15 页）。在制订治疗方案时，需要注意以下几点。

确定基本的疼痛和功能评估方法，并进行心理社会学方面的评估（框 1-3）。由此得到的信息可以在之后用于分析和评估治疗效果。

了解患者对其自身疼痛的认识，以及患者持有的任何无益的或不正确的观念。

确定患者对疼痛治疗的目标和期望值，以此来制订合适的治疗方案。

了解患者在既往治疗中的反应，以此来确定之后的治疗中需要进一步完善的方法。

讨论各种干预措施的有效性，以及怎样进行评估。同时，也要向患者介绍各种干预措施可能引起的不良反应。

与患者建立感情移入式的医患关系，这具有重要意义。在初次接诊慢性疼痛的患者时，应该花时间全面了解目前影响疼痛的所有因素。这是与患者建立良好的医患关系的第一步。慢性疼痛的患者需要的不仅仅是常规的门诊问诊和检查。如果没有全面地掌握与疼痛有关联的所有因素，那么接下来就可能做很多没有意义的治疗以及不必要的药物、检查和专科转诊。

框 8-1　慢性疼痛管理的基本原则

- 对患者的病情进行综合、全面的临床评估(参见第 1～15 页)。
- 采用多学科模式的治疗方式,如物理治疗、心理治疗(参见第 108～125 页)和药物治疗(参见第 126～137 页),并注意之间的相互联合。
- 如果不是必须立即使用药物,则首选非药物治疗。
- 如果非药物治疗效果不佳,或者镇痛不足,或者需要加速康复,就可以考虑药物治疗。在治疗慢性疼痛时,药物治疗联合非药物治疗可以取得较好的效果。
- 在进行药物治疗时,每种药物应该给予合适的剂量来产生预期的效果,而不能急于增加其他药物。
- 定期随访患者,了解其疼痛控制、功能和生活质量的改善,以及患者希望继续治疗还是改变治疗方式。
- 给予患者长期的支持和关爱。

为了治愈慢性疼痛，应该尝试所有有意义的治疗措施，但当已经确认不能治愈，或是某项治疗措施可能带来危险的结果以及错误的希望，就不要坚持进行治疗。对于任何不必要、能引起不良反应及增加花费的治疗措施或药物，都应该予以放弃。

　　作为一个行之有效的方法，我们应该将"治愈疼痛"的模式转变为"控制疼痛"。但这也是最难以让患者理解并接受的观念之一——所以，有必要充分地向患者解释慢性疼痛和急性疼痛之间的区别，以及标准化治疗措施为什么有时难以治愈慢性疼痛的原因。一旦患者接受了这样的观念，那么患者就会将对治疗的焦点和侧重点转变为：

- 尽管疼痛持续存在，但可以改善功能和情绪；
- 在允许的范围内，尽可能改善活动能力；
- 在减少生理和精神方面对疼痛反应的同时，增加身体的反应能力。

　　对许多慢性疼痛患者来说，非药物介入治疗可以将疼痛减轻到一个更容易控制的水平（参见第 108～125 页）。另外，疼痛会持续存在，但患者会尝试并增强在疼痛存在情况下生活的能力，并将疼痛对生活的影响程度降低到最小。

　　儿童慢性疼痛的管理策略，参见第 196～200 页。

8.2　患者教育

　　患者教育的工作是很有意义的，值得在帮助患者认识疼痛和如何选择治疗方案上花费时间。澳大利亚的疼痛医学专家们编写了很多这方面的资料，可以在进行患者教育的时候加以应用。❶ "The National Prescribing Service" 也有患者教

---

❶ Butler DS，Moseley GL. Explain pain. Adelaide：Noigroup Publications，2003.

　　Nicholas MK，Australian Broadcasting Corporation. Manage your pain：practical and positive ways of adapting to chronic pain. 3rd ed. Sydney：HarperCollins，2011.

育方面的相关资料。[1]

摘要形式的书面材料有利于向患者解释治疗的目标，并帮助患者完成治疗。在框8-2中，列出了相关的重要信息点。

框8-2　患者信息表：慢性疼痛相关重点信息

- 慢性疼痛的发病率较高,大约有20%的澳大利亚人罹患过慢性疼痛。
- 疼痛可能无法被治愈,但是患者必须学会如何管理疼痛,这样才不会让疼痛控制你的生活。
- 慢性疼痛和急性疼痛是完全不一样的。急性疼痛的时候,需要卧床休息来使潜在的病情尽快恢复正常(如骨折)。但是对于慢性疼痛,如果没有找到病因,最好在对疼痛有一定的忍受程度内逐步递增式地增加活动量(这就是步进式)。需要记住的是,"疼痛"并不意味着"伤害"。
- 尽可能快地回归正常的生活作息。等待疼痛完全缓解以后再开始正常的生活作息,这是完全不必要的,同时也会导致更严重的功能受损。
- 在长期限制活动以后开始正常的活动,这可能会引起疼痛(例如肌肉僵直),但在继续活动后相关症状就会得到缓解。
- 药物常常不能有效地控制慢性疼痛,并且会引起不良反应。有的药物会引起嗜睡,可以帮助你在疼痛发作的时候改善睡眠,但这将会形成一个恶性循环,导致你需要超过实际所需的休息和卧床时间。这将会在后期引起疼痛和肌肉萎缩,导致体位改变和虚弱(去神经支配)。
- 慢性疼痛患者的检查项目可能是正常的。有异常的检查结果并不一定就能很好地提示疼痛的病情。
- 向你的医生和健康管理师求助,以便获得他们的帮助,从而更好地管理疼痛。

---

[1] National Prescribing Service (NPS). Managing pain [website]. Sydney：NPS, 2011. (www. nps. org. au/bemedicinewise/managing_pain/)

National Prescribing Service (NPS). Chronic pain：what can I do? [NPS Fact sheet]. Sydney：NPS, 2009, updated 2011. (www. nps. org. au/consumers/publications/factsheets/factsheets/get_to_know_your_medicines/chronic_pain)

Arthritis New South Wales, National Prescribing Service (NPS). Helping you manage your pain. Sydney：NPS, 2009. (www. nps. org. au/consumers/our_work_with_communities/people_with_chronic_conditions/manageyourpain/helping_you_manage_pain)

将慢性疼痛的神经生理学方面的知识传递给疼痛患者，这是很重要的工作。用类似"开大音量旋钮"这样的简单例子可以帮助解释疼痛加重的原因。某些患者有能力理解更复杂的疼痛机制。幻肢痛就是一个很好的例子，可以用来说明尽管肉体上引起疼痛的部分已经被切除，但疼痛可以仍然存在。

将各种治疗措施的有效性和相关证据解释给患者，这有助于帮助患者更好地理解如何选择相应的治疗策略（例如为什么现在背部外科手术的适应证已经越来越严格了）。

将安慰剂效应的原理解释给患者，这有助于帮助患者了解他们的疼痛体验中有部分来源于大脑自身。患者在评估任何治疗措施的效果时就会有意识地排除安慰剂效应带来的干扰，特别是媒体上做广告的一些新发展的但价格昂贵的治疗，患者就会对其是否有效有一个清醒的认识。

第9章

慢性疼痛：非药物治疗

针对慢性疼痛的治疗措施是多样的（参见"慢性疼痛：概述"，第102～107页）。非药物治疗的方法可以分为以下几类。

- 物理治疗（被动的或主动的）（参见第109～116页）。
- 身心治疗技术（例如针灸、生物反馈疗法、费登奎斯肌肉松弛疗法、镜像治疗等）（参见第116～117页）。
- 心理基础治疗（例如认知行为疗法、催眠术、放松疗法/冥想疗法、专注训练、操作性条件反射疗法、接受和托付疗法，精神分析和心理动力疗法等）（参见"心理治疗"，第117～123页）。
- 支具/矫形和作业疗法（例如家庭和单位/工作中康复）（参见第123页）。
- 社会/环境介入疗法［例如社区支持小组（参加第125页），职业再培训等］。
- 上述治疗方法的部分或全部联合应用。

本指南中多处列举了关于上述治疗的相关证据。需要注意的是，适用于一种病情的治疗方法也许并不适用于另一种病情的治疗。另外，系统回顾中并没有包括药物治疗的领域，这是因为很难将有很大差别及低偏倚的研究合并。

上述治疗中的一部分（例如瑜伽、针灸、催眠术和冥想治疗）也被定义为补充替代医学（complementary and alternative medicine，CAM）。补充替代医学是由美国国立卫生研究院定义的，基本内容为"主流医学以外的一组医疗保健形式，包括药物、健康体系、操作和其他形式"。这个定义很宽泛，包括了可以同时使用（补充医学）或可以替代（替代医学）的常规医疗方式。

常规医学中的许多治疗原则都是与补充替代医学中的治疗原则相重叠的。

研究表明，补充替代医学已经用于 35％～63％ 的慢性疼痛的治疗。在本指南中，除非有非常明确的证据说明其有效性，否则一般不包括补充替代医学的内容。

就像其他治疗方法一样，补充替代医学也是需要采用严格的方法来进行验证。这其中，开展镇痛方面的研究是尤其困难的，相关原因有难以确定治疗方法、采取盲法、重复试验以及明显的安慰剂效应。另外，由于医师进行操作所带来的强大的潜在影响，患者所能获得的具体益处不容易明确。

治疗慢性疼痛的所有治疗方法的有效性都应该通过疼痛缓解或功能、情绪及生活质量的改善程度来衡量。所采取的治疗方法应该是物有所值的，并且会鼓励患者进行自我管理，而不仅是依靠被动性的治疗措施。如果某种治疗的花费较昂贵，需要与价格便宜的方法进行比较，并在治疗收益和不良反应之间进行权衡。

9.1 物理治疗

物理治疗包括以下几种。

- 被动型——透热疗法、手法治疗、经皮神经电刺激治疗（TENS）、针灸。
- 被动、主动混合型——神经促通技术（包括费登奎斯肌肉松弛疗法、神经发育疗法、本体感觉神经肌肉易化法）。
- 主动型——普通强化和有氧运动疗法、特殊练习、伸展运动（例如瑜伽）、水疗、功能恢复疗法。

治疗慢性疼痛的物理治疗的主要着眼点就是鼓励患者进行自我管理。不同类型的物理治疗师可以提供一系列的干预措施，包括手法治疗、电刺激和针灸治疗。这些被动型的治疗在短期内有助于改善镇痛效果，但不建议长期使用，除非它可以持续、显著地改善患者的功能和生活质量。

疼痛管理往往从被动型的治疗方式（辅助脱敏）开始，然后根据功能的恢复情况，逐步增加主动型的治疗方式。治疗师集中治疗可以作为疼痛管理方案中的一部分，但其时间要限定在一个患者认可的特定时间内。有理由相信，"追加"治疗可以提高长期治疗的依从性，关于这方面的研究并不多。治疗效果需要观察随着时间的发展疼痛缓解的情况，同时还有情绪、功能的改善。

一些物理治疗师、职业疗法治疗师、护士和心理学家在慢性疼痛管理上都有独到的见地，可以通过类似澳大利亚疼痛协会这样的疼痛网络平台进行联系（www. apsoc. org. au/facility_ directory. php），并预约疼痛治疗。

9. 1. 1　透热疗法

热或冷的方式都可以对慢性疼痛患者产生短期的缓解，要防止过度依赖这些被动型的治疗方式。取而代之的是尝试主动型的治疗方法。关于冷热疗法的有效性的临床证据并不多，即使有也是质量欠缺的。长时间的热疗会导致皮肤烧伤和破裂受损。

9. 1. 2　手法治疗

手法治疗包括：按摩、肌肉动员疗法、扳机点治疗和推拿。使用这些被动型治疗措施时要适可而止，这样是为了避免因为追求重复性的疼痛的短期缓解而对治疗师产生过度的依赖。要向患者解释，这些治疗方式不是控制疼痛的长期方法。这些治疗方法应当被看做是疼痛控制整体策略的一部分，而这个整体策略的目的是提供建议，并确保患者有足够的能力恢复活动能力、控制疼痛、认识和尽可能减小心理社会学方面的危险因素。

9.1.2.1　按摩

任何经过足量规范化培训的治疗师都可以进行按摩治疗，而按摩治疗可以分为多种类型。单纯进行按摩是不能对疼痛产生长期的缓解效果的。尽管很少发生严重的并发症，但治疗过程的一个重要内容就是尊重患者的知情同意权。

对于少部分慢性非特异性腰痛的患者来说，脊柱按摩术可以短期内缓解轻中度疼痛，但是总的结果和其他治疗方式没有明显的差异。作为多模式治疗的一部分内容，肌肉动员疗法或按摩对于慢性颈部疼痛有一定的缓解效果（也可参见 *eTG complete* 的"颈部疼痛：慢性"）。

由于很多慢性颈部疼痛和腰痛患者都存在高敏感性和高应激性的特点，当更柔和的肌肉动员疗法或其他疗法也表现出类似的镇痛效果时，就很难明确按摩的有效性了。

9.1.2.2　肌筋膜扳机点治疗

肌筋膜扳机点是高应激性的条索状的肌肉硬团，一般都存在压痛，会伴随有呈现一定分布特征的牵涉痛，特别是在触诊或针刺时尤为明显。慢性疼痛阶段常会出现肌筋膜扳机点。有多种方式可以进行扳机点治疗，包括：数字压力、干针治疗或注射（参见"针灸"，第 116 页）。当短期内该治疗有效时，找到扳机点存在的基础病变，就可以为长期的镇痛效果提供更多可供选择的治疗方式。

数字扳机点治疗经常被用于治疗肌筋膜痛，并可以教会患者在家进行。自我治疗方案已经成功地应用于颈部疼痛、上背部疼痛和肌筋膜痛了。

9.1.2.3　推拿

有研究表明，推拿可以在短期内缓解慢性腰痛。尽管类型较多，但均包括直接扳机点推拿和拉伸。推拿适合作为治疗整体策略中的一个工具，并不适合作为一个长期治疗的方法。

9.1.3　经皮神经电刺激治疗

经皮神经电刺激治疗（transcutaneous electrical nerve stimulation，TENS）是过度刺激镇痛方法中最常用的，也是最有效的。关于该治疗镇痛的机制和刺激的多种模式，现在有数种理论加以阐述。一般认为，TENS 是作用于大的有髓初级传入神经纤维（A 纤维），进而激活脊髓背角的抑制性环路，以此来减少 C 纤维传入的疼痛冲动信号。

TENS 是无创性的治疗，可以用于伤害感受性疼痛或神经病理性痛类型的急性或慢性的局限性疼痛（包括癌性疼痛）。当 TENS 起效时，在疼痛区域或相同及相邻的皮节区域会从产生感觉异常。

对于 TENS 治疗某些慢性疼痛的疗效，如腰痛、颈痛、癌性疼痛、幻肢痛及残肢痛、膝关节骨性关节炎疼痛等，目前尚缺乏充足的正式发表的支持证据。

但是，临床经验却提示，TENS 可以有效地治疗某些其他治疗方式（如透热疗法或扳机点治疗）不理想的慢性疼痛。TENS 治疗有效的患者往往处于中度疼痛敏感状态，高度敏感状态的患者往往因为对 TENS 反应过于强烈而不能坚持完成治疗。

在治疗伊始，即在经过培训的治疗师的监测下进行治疗，TENS 往往会有最明显的治疗效果。在评估 TENS 的治疗效果前，需要至少 2 周的观察期，所以患者需要经过测试期以后再考虑是否需要购买治疗机器。在功能恢复锻炼中，配合使用 TENS 可以帮助患者进行原本因为疼痛而无法完成的动作。一般来说，医生会开具每天 1h、3h 或 4h 的治疗处方，但患者可以根据自身的情况进行调整，最多可以每天进行 16h 的治疗。

一般情况下，TENS 不能作为一个单独的治疗项目。

TENS 可能会影响植入式心脏电刺激装置（例如心脏起搏器、心律转复除颤器等），具体情况要根据装置的类型、电极的位置和其他因素而定。当患者体内植入有相关装置时，需要先咨询相关领域的专业人士。

9.1.4 神经促通技术

神经促通技术（neurofacilitation）是通过神经生理机制来促进正常的或有效的运动模式。该技术主要包括：本体感觉神经肌肉易化法（PNF）、神经发育疗法和费登奎斯肌肉松弛疗法。感觉传入和运动传入之间复杂的交互关系被认为可以引起神经可塑性的改变，因此可以更好地协调运动的有序性和改善姿势的可控制性。

上述特殊的治疗技术需要在专门的场所开展，主要针对那些对常用治疗方法不敏感的患者。一般神经促通技术可以用于治疗神经系统疾病，最常见的为脑卒中。关于慢性疼痛人群的研究尚不深入。使用诸如镜像治疗（参见第 117 页）和计算机辅助肢体识别程序等神经促通技术，可以治疗复杂性区域疼痛综合征等慢性疼痛。

上述三种治疗方式都包括被动型运动（患者的身体是静

止的，由治疗师进行移动）、辅助主动型运动（由患者和治疗师协同进行运动）和主动型运动（患者独立进行运动）。

临床医生可以从被动型治疗开始，然后过渡到主动型治疗。在疼痛治疗中，这些治疗的目的是让功能活动没有疼痛或更舒适一些。

对于这些治疗技术治疗慢性疼痛的临床证据尚不是很充足，但临床经验提示它们可以改善患者的运动方式、对姿势的感知和控制，进而可以协助控制疼痛。

9.1.5　功能康复锻炼

力量和弹性锻炼可以减少某些疾病的疼痛（例如骨性关节炎、持续性的脊柱疼痛），但如果患者存在疼痛过敏情况，则力量锻炼很容易加重疼痛。慢性疼痛往往会引起显著的功能退化，将其逆转会对患者的生活产生巨大的影响，并预防进一步的功能恶化。

功能康复锻炼需要非常缓慢地增加运动量，有时候不同的治疗方法（例如费登奎斯肌肉松弛疗法，参见第 113 页）可能对某些患者有更好的效果。患者对功能康复锻炼计划的可执行性（依从性）是不理想的，而功能康复锻炼往往需要的不仅是一个功能康复锻炼处方。剂量、仔细处方、改进锻炼方式、监测、缓慢增加运动剂量、加强提醒等都有助于该治疗的成功。

功能康复锻炼治疗往往和认知行为疗法或心理治疗协同进行。高质量的联合治疗一般会显著改善疼痛，至少在短期内有效，最长可以达到 1 年。对于特殊人群，如老年患者，则需要量身定制治疗计划。有些治疗方案可以协助预防远期疼痛的发展（例如跌倒预防/平衡）。

对于慢性疼痛，一些功能康复锻炼方式（例如腰椎稳定性锻炼、普拉提、瑜伽等）可以作为治疗方案，甚至是预防措施，但需要针对患者的具体情况进行调整。

针对亚急性或慢性腰痛的功能康复锻炼计划的类型不是很明确。对于疼痛持续存在 6～12 周的情况，相关证据表明，逐级增加的主动型方案可以有效减少因疼痛误工的发生。对于慢性腰痛患者而言，功能康复锻炼可以有效改善疼痛和功能，虽然总的效果是不明显的（参见 *eTG complete* 中的"腰痛：非特异性"）。拉伸锻炼被证明是有效的，瑜伽也有类似效果。如果开始进行功能康复锻炼，则联合认知行为疗法（见第 119 页）或其他加强疗效的疗法都可以改善镇痛效果。

功能康复锻炼应该作为慢性颈痛患者的核心性治疗措施（参见 *eTG complete* 中的"颈部痛：慢性"）。

对于罹患纤维肌痛的患者，有氧锻炼可以改善功能、减少疼痛和压痛点。力量锻炼可以改善功能、疼痛和抑郁情绪。更多的信息可以参见 *eTG complete* 中"纤维肌痛症"。

9.1.6 水疗

水疗与地上运动类似，可以治疗伴有一系列症状的疼痛。当加强地上运动后由于疼痛而导致不能继续治疗时，短期内使用水疗可以改善患者的活动性及负重能力。水疗利用浮力、热及水压等因素，可以改善疼痛，增加运动能力。慢性疼痛患者在水疗中可以减少疼痛，但维持时间较短，经常会出现疼痛反弹且加重。

水疗治疗慢性疼痛的长期疗效尚不明确。对于髋关节或膝关节骨性关节炎的患者而言，在水中锻炼可以短期内缓解疼痛、改善身体功能、缓解心理压力、提高生活质量。对于纤维肌痛症患者，有中到高级别的证据表明水疗可以在短期内缓解疼痛、改善健康状态和提高生活质量。

还需要进一步的研究来明确对于不同的疼痛疾病应选择

什么类型的水疗方式，以及相应的长期治疗效果。

9.2 身心治疗技术

9.2.1 针灸

针灸治疗起源于中医，以经络和能量线为理论依据。一些研究者发现，针灸治疗疼痛的机制可能与扳机点治疗的机制类似（参见第 111 页）。

某些疼痛患者（癌性疼痛或非癌性疼痛）可以通过针灸治疗降低疼痛程度或改善功能。但是，对于不同类型的疼痛，在与安慰剂治疗、假针刺治疗或标准治疗相比时，针灸治疗的有效性尚存在争议。

对于慢性腰痛患者，针灸治疗要比不接受针灸治疗在短期内能更好地缓解疼痛，但是与其他常规治疗措施相比，并没有显著的差异。当联合应用其他常规治疗措施时，针灸治疗相比单独使用常规治疗措施而言，可以改善慢性腰痛的疼痛症状。因此，针灸治疗和干针治疗可以看做是慢性腰痛的有效辅助治疗手段。

有中等级别的证据表明针灸可以短期缓解慢性颈部疼痛。另外，也有证据表明针灸可以减少急性或慢性紧张型头痛间断发作的频率。

与所有被动型治疗措施一样，针灸治疗是有时间限制的，需要通过改善功能的程度和减少对药物的依赖性来评估针灸治疗的有效性。

9.2.2 生物反馈疗法

生物反馈疗法需要涉及患者的生物学功能方面的信息，治疗是辅助患者放松或帮助患者控制自己的生理功能。它可以帮助患者认识到肌肉的紧张程度，继而放松或加强特定的肌肉群。一个例子就是，对于慢性紧张型头痛的患者，通过展示头部肌肉纤维的电活动来帮助患者放松头面部肌肉，继而达到缓解疼痛的目的。

生物反馈疗法是一种具有专业性的治疗，只能由受过专门培训的治疗师进行操作（例如物理治疗师、心理治疗师、精神病学家）。

相关研究表明，生物反馈疗法联合放松疗法或认知行为疗法可以治疗头痛（特别是紧张型头痛）、颞下颌关节紊乱和慢性疼痛。另外有研究表明，生物反馈疗法可以配合盆底肌肉康复锻炼来治疗外阴前庭炎。

9.2.3 镜像治疗

镜像治疗可以用于治疗幻肢痛和复杂性区域疼痛综合征。在病例对照研究和小样本的随机对照试验中，可以发现镜像治疗具有良好的治疗效果。

对于上肢疼痛的治疗，要使用一个矩形盒子，其内有一面垂直放置的镜子。将患者正常的上肢放置在盒子里面，疼痛的上肢放置在盒子外。当患者尝试移动疼痛的那一侧肢体时，他会看到自己正常那一侧肢体的移动。正常肢体的移动（看起来是疼痛那一侧肢体的移动）就会对疼痛侧肢体的运动和感觉产生影响。这种治疗方式需要联合其他类型的视觉反馈治疗，例如计算机辅助肢体定位疗法等。

9.3 心理治疗

心理治疗是疼痛治疗的辅助措施，但有的时候它却会成为早期干预措施。很多时候，一些心理治疗（例如积极倾听、安慰、鼓励）的原则在与患者进行交流时并没有得到重视。如何更好地遵循这些原则，将对治疗过程具有重要意义。

　　在心理治疗中，有很多方法可以使用。比如，认知行为治疗方法（CBT 方法）包括帮助患者明确与疼痛有关的想法、感觉及行为，然后鼓励他们改变行为去缓解疼痛。CBT方法不同于正式的认知行为疗法（参加第 119 页）。

　　绝大部分健康管理人员都可以（或者应该）学习使用基本的心理学方法。当然，某些患者需要受过更高水平培训的治疗师提供进一步的心理干预。

　　通过评估过程，可以确定哪些患者能够经过特定的心理治疗干预手段来缓解疼痛。多学科协作的疼痛诊所一般会将心理评估过程作为所有患者的标准化诊疗过程的一部分。但是，没有相关心理学专家支持的临床医生也可以对疼痛进行基本的心理学评估（参见框 1-3）。

　　通过直接的方式进行询问（例如"告诉我怎么样，是什么，什么时候"）。让患者解释问题（例如用"为什么"开始提问）比单纯的陈述事实更显得有理由和合理化，这样将为接下来可能采取的治疗措施打下良好的基础。

　　如果患者的疼痛被患者的信念、忧虑、反应、精神状态以及与周围人的关系所影响，或者患者的精神及行为给自身的疼痛带来了负面的影响，这就需要考虑心理干预措施了。根据评估的结果将直接进行治疗。某些病例有必要转诊进行更深入全面的专业评估（例如多学科协作疼痛诊所），与此同时，地方医疗资源（例如临床心理学家、精神科医师）也应该予以考虑。❶

---

　　❶ 在澳大利亚心理学会的网站（www.psychology.org.au）上，通过点击"联系心理医生"可以获取澳大利亚境内心理医生的详细联系方式。对于心理治疗进行资助的项目是可行的，且值得进一步的探索。

目前，有多种形式和联合应用方式的格式化的心理学行为治疗方法，大量证据已经表明这些方法至少在短期内可以改善诸如背痛之类的疼痛。有研究表明，心理学方法已经在未成年人的头痛和其他类型疼痛性疾病中获得了良好的镇痛效果。

要向患者强调一点，使用心理学治疗措施并不意味着他们的疼痛是不存在的，或者说疼痛不值得重视，这一点对于慢性疼痛患者而言尤为重要。鼓励患者使用心理学治疗手段来控制他们的疼痛体验，并减少因为疼痛带来的痛苦和功能减退。

9.3.1 认知行为疗法

认知行为疗法（cognitive behavioral therapy，CBT）包括系统性运用心理学原则来帮助患者改变负面的想法（认知）、情感和行为。CBT 的目标不仅是缓解疼痛，更重要的是帮助患者在疼痛的状态下从事工作，减少疼痛对生活的影响，这才是该治疗的核心。

通过一对一或小组讨论的形式，CBT 可以有效地治疗患者的疼痛。治疗往往由一名经过正式培训的心理学家带领展开。其他的医务人员（例如物理治疗师、医生、护士）则可以帮助患者在实践中遵循 CBT 治疗的原则。如果治疗过程中治疗师超过 1 名，则 CBT 治疗应该通过合作的方式保持治疗的延续性。大部分患者需要 5～20 个治疗过程。功能障碍严重或抑郁的患者则需要更多的治疗过程，一个以小组讨论为主、多学科协作的治疗计划会更加有效。

一个"治疗计划"基本的方法是将 CBT 和其他治疗方式（例如锻炼、拉伸、放松疗法）联合起来。通过联合治疗，每一个治疗部分的有效性都会得到提高。但不是所有的患者都适合这样的治疗方法。

不适合这种治疗方法的患者包括：存在社交困难的、认知功能障碍的以及并发精神疾病的。应用精神作用物质导致精神障碍或思维偏执的患者也不适合这种治疗方式。治疗计划（个人或小组的）需要适合患者的具体情况。除了腰痛以外，CBT 在特定年龄组和特定疼痛疾病的应用尚缺乏充足的文献支持。

在 CBT 中，治疗师和患者之间是一种协作的关系，而不仅是领导与被领导的关系。这需要在治疗开始就对各自的角色和期望值有一个清晰的认识，并对即将为之努力的可行的目标达成共识。治疗师应该表现为培训师。需要清楚地意识到，患者在贯彻治疗计划、开拓思路及解决方法中应该扮演一个积极的角色，而不仅是被动地等待治疗师去解决所有的问题。治疗师需要保持冷静并有信心，同时鼓励患者坚持治疗计划，朝着他们制订的目标前进。CBT 的重要原则可以参见框 9-1。

框 9-1　认知行为疗法的基本原则

- 对于功能活动和情绪方面制订个性化和具体的目标。
- 为达到预定的目标制订个性化的实施步骤。
- 为完成目标，持续性地加强努力。
- 积极地让患者参与：
  —选择目标；
  —记录进步；
  —学习必要的技能；
  —确定并调整带有负面影响的想法和行为。

CBT 可以用于改变疼痛患者觉察并对疼痛和其他压力进行反应的方式。CBT 也可以帮助患者进行积极的活动和锻炼。有大量证据表明，对于经过筛选的慢性疼痛

患者，认知行为疗法具有明显的疗效。不同治疗计划的质量差别很大。联合治疗措施会比单纯的 CBT 治疗更有疗效。

患者必须贯彻应对（或自我管理）策略，治疗间歇期在家中也要进行目标指向性的任务。在治疗过程中，患者必须报告他们的进步、对拟定锻炼和活动计划的执行情况以及特定技能的使用。坚持写日记将会有很大的作用。

9.3.2　催眠术

催眠术借鉴了放松疗法（见下文）和意象疗法的一些特性。各种催眠术的一个共同特点就是一个人对另一个人关于感知、记忆和自愿行为变化的体验方面所做的指示进行反应。

有部分研究表明，催眠术对于急性疼痛是有效的，但对于慢性疼痛则缺乏足够的证据。对于绝大多数疼痛缓解的情况而言，一般认为催眠术是整个治疗方案中的一部分。

催眠术的禁忌证包括严重的情感障碍、明确的精神疾病或思维障碍、病态人格等。

催眠治疗以及对患者的评估，都只能由经过临床催眠术培训的专业治疗师进行。❶

9.3.3　放松疗法/冥想疗法

用于缓解焦虑和肌肉紧张的治疗方法有很多——包括意象疗法、分心、冥想、呼吸控制、渐近式的肌肉放松和生物反馈疗法。患者会发现冥想和呼吸控制疗法可能有时候比渐近式的肌肉放松疗法（如肌肉收缩）更有效，因为后者可能

---

❶ 澳大利亚催眠医学学会（ASH）开展了临床催眠治疗的培训计划，同时提供经过该学会培训和认证的临床治疗师、心理医生和牙医的联系方式。电话：(02) 97474691；网址：www. hypnosisaustralia. org. au.

会加重疼痛的症状。放松疗法和冥想及自我催眠疗法有密切的关系，有时候会难以区分它们之间的差别。

放松疗法需要频繁地进行治疗，一旦患者觉得有比平常更大的压力或者疼痛加重，就必须接受治疗。可能在一天内发作数次。录音带是必备的设备，将起到显著的作用。如果不需要录音带就可以进行放松疗法，那么就减少了准备的环节，具有便于操作的优点。

放松疗法可以用于治疗癌性疼痛患者的疼痛和呕吐。有证据表明，放松疗法可以用于治疗复发性头痛。该疗法很少单独应用，一般是作为一个系统性疼痛治疗体系中的一部分。患者经过放松疗法后，疼痛仍不能缓解，则可以考虑接受生物反馈疗法（参见第 116 页）。

9.3.4 注意力疗法

注意力疗法的目的是将患者的注意力从疼痛转移到其他方面。通过将注意力集中在想象场景或感觉，或者诸如音乐、图像或味道等外界的刺激上，可以将针对疼痛的注意力分散。其他的方法还有尝试将疼痛的感觉修改或重建为痛苦程度相对较小的体验。例如，注意力集中的冥想，其目的是接受疼痛而不是控制疼痛。将患者的情感状态从压抑或忧虑转变为舒适或平和，这是大部分类似治疗的特点。注意力疗法往往与放松疗法联合使用，很多时候两者往往难以区分。

有中等级别的证据表明，放松疗法联合意象疗法可以改变成年的癌性疼痛患者的感觉体验。在这些患者中，患者病情、各种控制措施（例如对治疗手段的可控性）和功能状态的改变情况都不具有统一性。

有研究表明，与把注意力从疼痛本身转移相比，把焦点集中在疼痛本身更能改变疼痛的感知体验，而后者是冥想治疗的一部分。

9.3.5　精神疗法

精神疗法强调治疗师与患者之间的眼神交流和关系，这将会影响患者的行为、感觉和反应的模式。精神疗法包括认知行为疗法，但澳大利亚的精神疗法所用到的方法，其理论基础是人格心理动力学理论。大部分精神疗法的疗程都是长期的，在特定情况下，有的治疗方法的疗程可以是短期的。类似这样的治疗方法（多用于协助控制慢性疼痛患者的病情）都属于支持性心理治疗。该治疗方法并不要求探寻患者生活的全部，而是将焦点集中在通过建议、咨询、安慰、澄清、消除（例如重温过去的创伤体验）和鼓励等方式来加强患者面临疼痛时的应对机制。

目前还没有随机对照试验来研究心理动力精神疗法在疼痛患者中的应用情况。临床经验表明对于经过筛选的患者，精神疗法是有效的，可以作为侧重于行为导向的治疗方案中的一个备选。

9.4　作业疗法

作业疗法的目的是恢复和保持患者日常活动和功能的最佳状态。通过健康教育的方式，患者可以掌握处理日常生活琐事和工作的相关技能。这包括：简化任务，建议在家、汽车或工作单位如何设定合适的目标，指导如何改变日常生活中的动作等。这其中包括正常活动（例如工作、家庭琐事、驾驶等）的刺激和练习。通过压力管理和放松疗法也可以改善生活方式方面的困难。在一个多学科协作的治疗团队进行治疗时，可以遵循认知行为疗法的原则。同时也需要进行工作环境评估和功能包容性测定的工作。

9.5 联合干预治疗

有研究明确指出，多学科协作治疗慢性疼痛是有效的。联合使用多种非药物治疗方式（例如了解慢性疼痛的相关信息并确认哪些想法会带来负面影响，或者学习诸如放松或注意力疗法等应对措施并明确影响疗效的制约因素，与此同时改善身体功能）是有效的。

由各个方面的医学专家整合为一个团队来实施这样一体化的整体治疗措施，将会发挥最佳的治疗效果。最佳"剂量"是多少、治疗方案和实施途径（群体治疗还是个性化治疗）怎样结合，这些问题都尚待确定，并且受到当地医疗条件水平的影响和制约。

一些治疗中心会为治疗方案提供多个切入点。它可以是简单的健康教育项目［例如可从 Hunter New England Local Health District（www.youtube.com/watch？v＝4b8oB757DKc）下载视频］，也可以是短时间的定期锻炼和生活方式方案，还可以是认知行为疗法和锻炼方案（例如 ADAPT 方案或 START 方案）的紧密结合方式。有的治疗中心会提供个性化定制的治疗方案。有的时候住院患者康复模式的治疗方案也值得考虑。

9.5.1 疼痛管理方案

疼痛管理方案并不都是如出一辙。

有的方案是以认知行为疗法为基础，而有的则是以康复为重点、减少涉及心理学策略的。

有的方案适合群体治疗，而有的方案则是以个性化定制为主。

有的方案会消除对药物和被动型治疗方案的依赖。

有的方案适合于住院患者，有的则适合于门诊患者。

有的方案可以在数周到数月内间断进行治疗，有的方案则需要在 2～3 周的时间内集中进行治疗。

每个患者都需要采用适合自己情况的治疗方案。

有的治疗方案的目标是恢复工作能力，而有的则是改善日常的功能情况和生活质量。

有的治疗方案适合于特定的年龄群（例如针对老年患者）。

所有的疼痛治疗方案的目标都是改善患者的日常功能情况和生活质量，并尽可能消除疼痛。对于疼痛治疗方案在神经病理性疼痛和肌肉骨骼疼痛方面是否具有相同的效果，现在尚无定论。目前的研究主要集中在背部疼痛或其他因素导致的疼痛（例如纤维肌痛症）患者群体中，只有少量研究是关于神经病理性疼痛患者中的应用。

9.6 社区支持团体

慢性疼痛的患者往往容易出现社交孤立，而通过参加一个社区团体（例如健康中心、移民资源中心等）或一个特别兴趣小组（例如公共图书馆、艺术画廊等）可以改善这种情况。

第 10 章

慢性疼痛：药物治疗

慢性疼痛的治疗是费时费力的（参见"慢性疼痛：概述"，第 102～107 页）。这一章的重点是针对那些不是由损伤或炎症因素（如肿瘤、类风湿关节炎等）造成的慢性疼痛的治疗。

对于慢性非癌性疼痛的患者来说，治疗的目标是改善他们的功能、处理问题的技巧及生活质量。降低疼痛的评分，是锦上添花的事情，却不是必需的。为了达到治疗的目标，往往需要针对患者的病情进行深入的或多模式的会诊。只有三分之一的慢性非癌性疼痛患者通过药物治疗有效。这些患者中，效果最好的可以将疼痛降低 $30\%\sim50\%$；有部分患者，用 $0\sim10$ 级的口头描述疼痛评分进行评估，其疼痛评分只能降低 $1\sim3$ 分。单纯的药物治疗的效果往往会让医患双方都不满意。当预计药物治疗不能有效控制疼痛时，就必须评估目前的药物治疗能否改善患者的生活质量和社会功能。

> 慢性非癌性疼痛的治疗目标是改善功能，而不仅仅是降低疼痛的评分。

对于那些由于损伤或炎症因素导致的慢性疼痛患者来说，药物治疗疼痛的原则是类似的，但是对于原发疾病的药物治疗也是不可或缺的。另外，相比较没有损伤或炎症因素参与其中的慢性疼痛来说，有损伤或炎症因素参与其中的慢性疼痛需要更为及时、彻底的药物治疗。

当癌性疼痛出现急性加重或疼痛不断进展时，需要医生对于疼痛的机制进行及时的研究并控制疼痛。常规的镇痛措施没有效果时，就需要向疼痛医学专家进一步咨询；对于这些疼痛患者，可以进一步考虑神经毁损治疗、放射疗法以及通过不同途径进行药物持续输注治疗。总之，疼痛治疗的原则是：改善生活质量，同时尽可能减少镇痛药的不良反应。如果治疗的重点转变为姑息性治疗，可以进一步阅读 *eTG complete* 中"姑息性治疗中的疼痛管理"的相关内容。

10.1   慢性非癌性疼痛中的镇痛药

对于慢性非癌性疼痛来说，并没有一个真正意义上的"止痛药"。药物治疗只是能在一定程度上缓解疼痛。在开始药物治疗前，需要进行完善的评估（参见第 1～15 页）和非药物性的治疗手段（参见第 108～125 页）。常规的镇痛药对于某些疼痛（如神经病理性疼痛）并不能产生良好的镇痛效果，此时增加辅助性的镇痛用药（如抗抑郁药、抗癫痫药等）往往会取得良好的镇痛效果（参见 *eTG complete* 中的"神经病理性疼痛"）。

单纯增加某种镇痛药的剂量，并不能比标准剂量产生更好的镇痛效果，反而会增加药物不良反应的发生率。这时，可以尝试替换为或增加不同类型的药物。如果上述措施没有起到效果，那么接下来就需要从单一模式的药物治疗转变为多模式或多学科的治疗（参见"慢性疼痛：非药物治疗"，第 108～125 页；"慢性疼痛：介入治疗"，第 138～157 页）。

> 慢性疼痛的治疗是多模式多学科的，并且是费时的。

10.1.1   对乙酰氨基酚

一般来说，规律服用对乙酰氨基酚可以作为非药物治疗或其他药物治疗方案的一个补充措施。其用法为：

对乙酰氨基酚 1g 口服，每 4～6h 1 次，每日最大量为 4g。

或者缓释对乙酰氨基酚 1.33g 口服，每 8h 1 次。

对乙酰氨基酚一般不会完全控制疼痛，但可以减轻疼痛。如果已经服用最大剂量的对乙酰氨基酚，仍不能明确地控制疼痛，那就不需要继续使用该药了。

对乙酰氨基酚的最大服用剂量（从各种途径）是每天 4g。如果患者有明确的肝脏疾病、营养不良、身材矮小或者老年患者身体状态不佳，则需要酌情减少使用量。

10.1.2 非甾体抗炎药

在使用非甾体抗炎药（NSAIDs）的时候，要尽可能缩短使用周期，并使用最小剂量。在对慢性疼痛的治疗中，除非经过同患者及其家庭医生进行沟通，认为持续每日使用 NSAIDs 带来的益处大于可能的风险，否则不建议持续每日使用该药（NSAIDs 的主要不良反应参见表 2-1）。

10.1.3 阿片类药物

10.1.3.1 阿片类药物在慢性非癌性疼痛治疗中的地位

阿片类药物对于急性疼痛具有良好的镇痛效果，但是对慢性非癌性疼痛则没有类似的镇痛效果。目前关于阿片类药物治疗慢性非癌性疼痛的随机对照试验都是短期给药的观察，尚缺乏长期用药后的治疗效果的相关数据。

临床经验显示，使用阿片类药物的患者中，只有三分之一的患者可以缓解疼痛，这其中疼痛强度缓解的程度为 30%～50%。对于慢性非癌性疼痛的患者来说，服用阿片类药物后，大约 80% 的患者会出现至少一种不良反应（参见第 133 页），只有 44% 的患者可以坚持长期服用药物。

阿片类药物不一定可以有效地控制患者的疼痛，但可以在一定程度上改善患者的功能和生活质量。

10.1.3.2　使用阿片类药物前的准备

对于慢性非癌性疼痛患者而言，使用阿片类药物前需要做到：

- 尝试其他的治疗手段，包括物理治疗和精神治疗。
- 用多种方法评估患者的情况。
- 详细了解长期使用阿片类药物的不良反应（参见表10-3）、可能的危害和相关的益处。
- 医生和患者要对治疗效果的期望值达成一致（如希望疼痛得到控制，而不是根除疼痛；减少不适；改善功能和生活质量）。
- 医生要向患者解释清楚：阿片类药物的使用是一种治疗方法，如果持续使用4周后没有明显的镇痛效果，则不需要继续使用阿片类药物了。
- 评估阿片类药物滥用或误用的潜在风险。❶
- 医生和患者要对随访、治疗依从性（顺应性）以及依从性不佳所造成的后果达成一致。
- 制订监测随访治疗依从性的措施（公开的、透明的）。
- 酌情使用"阿片类药物合同"。

10.1.3.3　阿片类药物的测试性用药

如果计划使用阿片类药物治疗慢性疼痛，一般需要遵循框10-1中列出的原则。在评估中需要注意：

- 观察生活质量（睡眠、情绪和）和功能（活动度）的改变。

---

❶ 阿片类药物风险评估工具，参见：Webster LR，Webster RM. Predicting aberrant behaviors in opioid-treated patients: preliminary validation of the Opioid Risk Tool. Pain Med，2005，6（6）：432-442.（http://onlinelibrary. wiley. com/doi/10. 1111/j. 1526-4637. 2005. 00072. x/full）。

如果决定为慢性疼痛患者开具阿片类药物的处方时，要注意遵守下列基本原则：

- 开具处方的临床医生或治疗团队要为阿片类药物的处方负责。
- 不要同时加用阿片类药物和其他药物。
- 使用阿片类药物时，开始要从较低的药物剂量开始，然后根据患者的反应缓慢的递增剂量，即"低剂量起始，缓慢增量"，这样可以最大限度地减少不良反应（药物的推荐起始剂量参见表 10-1）。
- 对于老年人，使用低剂量，并注意监测病情变化。
- 避免即释型和非口服剂型的阿片类药物。
- 建议患者在治疗初期就开始使用通便药，并且根据需要规律使用（治疗措施参见 *eTG complete* 中"便秘"）。
- 警惕所有的阿片类药物都会产生不良反应（参见表 2-2；表 10-3）。
- 回顾患者目前正在服用的所有处方药和补充及替代药物，以便找到潜在的药物交叉反应。
- 避免同时服用苯二氮䓬类药物，因为联合服用阿片类药物和苯二氮䓬类药物可能引起严重的镇静、认知和驾驶能力受损。
- 筛查患者服用的其他可能导致药物交叉反应的物质（例如酒精、大麻等）。
- 避免用阿片类药物去控制爆发痛。
- 规律地随访患者，监测患者的病情变化，以此评估是否需要继续进行阿片类药物的治疗。
- 如果决定不再使用阿片类药物，需要在医生的指导下缓慢减药。如果对减药方案不清楚，则需要向疼痛专家寻求帮助。

- 记录疼痛评分（疼痛的强度和持续时间）。

　　如果发现阿片类药物滥用或误用的情况，或者持续 4 周没有改善患者的疼痛情况，或者阿片类药物引起了有害的反应，这时就必须停用阿片类药物。

10.1.3.4　阿片类药物的剂量

　　口服缓释剂型的吗啡、羟考酮和丁丙诺啡是治疗慢性疼痛的一线用药。一般从低剂量开始。如果镇痛作用不足，则缓慢的增加剂量。治疗慢性疼痛时，可以参考表 10-1 给出

的推荐起始剂量、增加剂量
的间隔期、每日最大的用药
量。如果较小剂量的药物已
经有了良好的镇痛效果，这

> 在使用阿片类药物治疗慢性
> 疼痛时，要注意"低剂量起始，缓
> 慢增量"，定期评估镇痛效果和不
> 良反应的情况。

并不意味着增加剂量就会产生更好的镇痛效果。

表 10-1　慢性疼痛治疗中一线阿片类药物的推荐剂量

阿片类药物	阿片类药物治疗的起始剂量[①]	药物增量时的最小时间间隔	推荐的最大剂量[②]
口服吗啡缓释剂型	口服 5～10mg，每日 1～2 次	3 天	每日 100mg
口服羟考酮缓释剂型	口服 5mg，每日 1～2 次	3 天	每日 80mg
丁丙诺啡透皮贴剂剂型	每小时 5μg	7 天	每小时 20μg

①如果镇痛效果不足，推荐小剂量缓慢增加药量。

② 如果需要较大剂量镇痛，建议向专家进行咨询。

　　老年患者对阿片类药物的不良反应尤为敏感，所以要仔细地进行药物剂量滴定，并且密切监测。有的时候，可以在治疗初期对年老体弱的患者使用低剂量的即释型口服吗啡，并观察患者的反应。如果患者可以耐受，则在之后的治疗中可以转换为缓释剂型的阿片类药物。

　　缓释剂型的药物绝对不能碾碎或咀嚼，因为这样会破坏药物的缓释特性，并且导致短期内大

> 绝对不能碾碎或咀嚼缓
> 释剂型的阿片类药物。

剂量药物的吸收。这种情况会引起药物滥用的可能。缓释剂型的吗啡颗粒（重构为口服混悬液）适用于不能吞咽固态口服药物的患者或留置有经皮内镜下胃造口术管的患者。

不能将氢吗啡酮、芬太尼透皮贴剂或美沙酮作为未使用过阿片类药物的慢性疼痛患者的一线用药。一般来说，上述这些药物只能由熟练掌握药物使用的临床医生开具处方，或者是咨询过疼痛专家的意见以后再开药。这是因为：

- 氢吗啡酮的作用强度是吗啡的 **5 倍**。

- 芬太尼的作用是很强的（$12\mu g/h$ 的芬太尼透皮贴剂的作用强度相当于每日口服 $50mg$ 吗啡）。如果没有监护设施，一般不建议在未使用过吗啡的患者身上使用芬太尼透皮贴剂。

- 美沙酮的药物动力学非常复杂，其半衰期不是一致的。

10.1.3.5　阿片类药物的替换

如果初始使用的阿片类药物在合理剂量下，患者可以良好地耐受，但镇痛作用不佳，则不需要更换其他阿片类药物来提高镇痛效果。如果患者不能耐受初始使用的阿片类药物，则需要考虑更换药物。

有多种方式可以用来进行阿片类药物的替换。如果没有仔细考虑药物的镇痛效力，轻率地替换阿片类药物往往会给患者带来危险。对于阿片类药物替换方面不太清楚的临床医生，在开具处方前最好向疼痛专家进行咨询。

表 10-2 中列出了多种用于慢性疼痛的阿片类药物的近似相对镇痛效力。如果没有专家的指导，那就不建议同时使用超过 1 种的阿片类药物。

10.1.3.6　阿片类药物的不良反应

人们已经逐渐发现，长期使用阿片类药物，特别是大剂量时，可能导致更多的危险。在长期使用阿片类药物的患者中，大概有 80% 的患者会出现阿片类药物引起的不良反应（参见表 10-3）。

表 10-2　用于慢性疼痛的阿片类药物的近似相对镇痛效力[①]

阿片类药物	同每日口服 50mg 吗啡类似的相对镇痛效力
口服吗啡	50mg/d
丁丙诺啡透皮贴剂	20μg/h[②]
芬太尼透皮贴剂	12μg/h
口服氢吗啡酮	10mg/d
口服美沙酮	[③]
口服羟考酮	35mg/d

① 从一种阿片类药物更换为另一种阿片类药物时，要从计算出的等效剂量的 50%～75% 开始使用，并根据反应进行滴定测量。

② 如果没有专家的指导意见，那么丁丙诺啡透皮贴剂的最大剂量应该是 20μg/h。

③ 从吗啡转换为美沙酮时，根据吗啡的剂量其转换比率有很大的不同。只有熟练掌握美沙酮使用方法的临床医生才能开具该药来治疗慢性疼痛。

表 10-3　长期使用阿片类药物的不良反应[①]

系统	长期使用后的不良反应	注释
呼吸系统	呼吸抑制(过度镇静+/一呼吸频率减慢[②])中枢性或阻塞性睡眠呼吸暂停(约 75% 的患者可能出现)	• 平均每天口服吗啡 200mg(或相同效力)，可能导致死亡率增加3倍 • 如果患者同时服用其他镇静物质，如苯二氮䓬类药物、酒精或大麻，则呼吸抑制的情况会加重
心血管系统	体液潴留	• 可能加重心力衰竭
神经系统	镇静 认知功能障碍 驾驶能力受损(特别是大剂量或联合苯二氮䓬类药物服用——这种作用会有累积效应，特别容易在老年人中发生) 协调能力受损(可以导致摔跤和骨折)	• 镇静和认知功能障碍的患者需要密切的监护措施 • 警告患者不能驾驶，直到药物对认知功能的影响已经稳定 • 对于已经发病的患者，需要评估其驾驶能力，酌情暂时吊销驾照

系统	长期使用后的不良反应	注释
皮肤	下肢蜂窝织炎（归因于免疫功能下降）	
消化系统	慢性便秘 恶心和呕吐	• 慢性便秘是常见的问题，需要进行预防性的治疗——长期使用阿片类药物时应该开具通便药，建议患者酌情使用 • 长期使用羟考酮的患者，其便秘情况难以控制，可以考虑口服缓释剂型的羟考酮联合纳洛酮使用
肌肉骨骼系统	弥漫性肌肉骨骼压痛	• 可以表现为阿片类药物引发的痛觉过敏的症状之一 • 大剂量药物和肾功能不全的情况下可以出现肌阵挛
神经内分泌系统	体液潴留，水肿 男子女性型乳房 闭经 骨质疏松 男性低睾酮（导致性功能减退）	• 长期使用阿片类药物可抑制下丘脑-垂体轴，导致所有激素分泌减少 • 由于慢性疼痛导致活动量减少，继而加重骨质疏松 • 监测激素水平，酌情转诊到内分泌科专家
泌尿系统	尿潴留和排尿困难，外括约肌张力升高，逼尿肌张力下降	
免疫妥协（免疫功能下降）		• 机制较为复杂，不容易理解——吗啡可以干扰杀伤T细胞，削弱患者的免疫系统
其他		
耐受性	药物的作用随着时间的推移而下降，为了获得同样的镇痛效果就必须增加药物剂量 药物耐受出现的快慢取决于药物的脂溶性和给药途径	• 需要不断增加药物剂量——许多不良反应是药物剂量依赖性的 • 需要区分药物耐受和阿片类药物诱导的痛觉过敏

系统	长期使用后的不良反应	注释
躯体依赖性	所有的患者在长期服用药物后都会出现躯体依赖性——这是一个生理功能的适应过程，如果突然停药或减量，则会出现戒断症状	• 这不是成瘾性 • 如果需要停用阿片类药物，需要逐步减少药物剂量来尽可能减少戒断症状的出现
成瘾性	长期使用阿片类药物的患者（15%的患者可能同时使用非法药物，15%～20%的患者会同时摄入酒精，25%的患者会同时摄入尼古丁），其中3%～4%的患者存在发生阿片类药物成瘾性的风险	• 需要严格把握使用药物的适应证
假性成瘾	由于疼痛治疗不足或治疗不当引起的异常行为	
阿片类药物诱导的痛觉过敏（OIH）	患者的疼痛等级升高（疼痛范围扩散）增加阿片类药物的剂量并不能改善疼痛，反而会加重疼痛（药物耐受的时候，则是增加剂量可以减少疼痛）；减少阿片类药物可以改善疼痛	• 发生机制很复杂，尚不能完全解释清楚——如果患者服用阿片类药物后先出现局限性疼痛，继而发展为全身性疼痛，则需要考虑OIH • 如果每日使用的阿片类药物剂量超过口服100mg吗啡或80mg羟考酮，则需要寻求疼痛专家的意见

① 短期使用阿片类药物的不良反应可以参见表2-2。

② 呼吸频率减少并不能作为呼吸抑制的可靠指标（血中二氧化碳水平高），有时呼吸抑制是可以表现为正常的呼吸频率。镇静状态可以更敏感地提示呼吸抑制。

在增加阿片类药物之前，务必要调整患者的服药情况，并使之合理化，这样才能减少之后由于药物相互作用造成危险的概率。

使用阿片类药物的患者中，有 10%～20% 的概率出现药物滥用。人们已经逐步发现，不是所有使用阿片类药物的患者都能遵守医嘱。如何尽可能减小药物对患者和社会的不良影响，这是开药医生的责任。由于阿片类药物滥用相关的死亡率不断升高，所以开药医生要对此情况保持高度警惕。

对一个慢性非癌性疼痛的患者开始使用阿片类药物，这是合乎病情的治疗，也是充满人性的关怀。但如果使用 4 周后，疼痛症状没有得到改善，那就说明继续使用阿片类药物可能导致一系列的不良反应，但疼痛却没有什么明显的改善。

10.1.4　曲马多

曲马多是一种人工合成的弱 μ 阿片受体激动剂，在疼痛传导通路中可以加强对去甲肾上腺素和 5-羟色胺的抑制。曲马多的优点有：镇痛的同时伴随轻微的镇静或呼吸抑制，减少消化系统的不良反应。

曲马多在慢性疼痛治疗中的作用并不突出。这是由于它的镇痛能力有一定限制，不良反应和药物相互作用较多，特别是和 5-羟色胺能

> 曲马多在慢性疼痛治疗中的作用并不突出。

类药物的合用，而后者在慢性疼痛治疗中被广泛地应用。

他喷他多已经被澳大利亚药物管理局批准用于临床，但记录的在澳大利亚境内使用该药的经验尚不完善。据报道，这是一种比曲马多更强的 μ 阿片受体激动剂，对去甲肾上腺素有作用，对 5-羟色胺没有影响。

10.2 慢性疼痛的其他治疗

10.2.1 辅助性镇痛药

诸如三环类抗抑郁药、5-羟色胺和去甲肾上腺素再摄取抑制药、抗癫痫药等辅助性镇痛药都可以用于慢性疼痛的治疗。许多患有不明原因疼痛的患者，其疼痛中一般会存在神经病理性疼痛的成分。对于这些患者，可以进行辅助性镇痛药的测试性治疗，根据疼痛变化情况决定是否继续使用。

在 *eTG complete* 中的"神经病理性疼痛"，可以了解神经病理性疼痛的详细信息。

10.2.2 补充和替代药物

尽管缺乏相关有效性的证据（有关需要的常规药物的类型），在疼痛治疗中，人们还是习惯使用补充和替代药物。在 *eTG complete* 中的"补充和替代药物：风湿病学中的应用"，可以了解到补充和替代药物在痛性风湿性疾病中的应用情况。

第 11 章

慢性疼痛：介入治疗

介入治疗是建立穿过皮肤的通道，利用化学药物、热凝或电刺激的方式进行治疗的技术。在治疗慢性疼痛时，介入治疗可以减少疼痛信号的传送，进而降低患者对疼痛的感知。

本指南的目的是介绍用于慢性疼痛治疗的各种方法的原理、适应证、获得的疗效、存在的风险及不良反应，以便临床医生与患者进行沟通，探讨治疗计划。

本指南并没有把各种治疗的入路方式作为内容的重点。进行介入治疗的医师都必须经过严格的培训。患者对治疗必须签署知情同意书。介入治疗必须在专门的治疗室进行，保证足够的空间、人员配置、影像学和监护设备、抗菌技术的方案和设备、心肺复苏的设备。进行介入治疗的医师必须掌握相关的指南（参见"延伸阅读"，第 155 页）。

在考虑接受介入治疗前，患者要进行一系列的评估，包括病史采集、体格检查和心理评估（参见第 1～15 页）。患者应该获得所有可能适用于自己的介入治疗的信息，经过权衡收益和风险之后，选择最合适的治疗措施。一般选择接受介入治疗的患者，大多此前采用过保守性的治疗方法，但镇痛效果不佳，或者是出现了难以忍受的不良反应。

在接受过用于控制疼痛的介入治疗后，全科医生需要观察患者，并使用其他措施来控制残余的疼痛（参见第 108～125 页）。患者应该尽可能在治疗后利用疼痛的缓解来恢复工作，目的是改善其功能、疼痛的自我管理方式以及生活质量。

本章中并没有列出所有的介入治疗技术。本文只涉及那些有足够证据证明疗效确切或者没有证据但在实践中证明有效的治疗方法。每一个适应证的证据都进行了简要的概述。

本章中所涉及的介入治疗技术可以分为以下几个。

- 没有特定目标神经的注射治疗（参加第 141~142 页）。
- 有特定目标神经的注射和输注治疗（参加第 143~151 页）。
- 电刺激治疗（参见第 152~153 页）。
- 神经外科手术治疗（参见第 153~155 页）。

11.1 介入治疗的禁忌证

所有的介入治疗都是存在风险的。对于某些患者来说，治疗的风险是如此之高，以至于治疗本身都是危险的。本章中所涉及的介入治疗的禁忌证包括以下几种。

- 过敏——对抗生素、药物、防腐剂、对比剂或橡胶过敏，必须禁用带有致敏原的物体。
- 凝血障碍——在权衡治疗带来的收益和潜在出血引起的风险（例如不可控制的失血、血肿对空腔脏器或脊髓的压迫）之间的关系后，疾病或药物导致的凝血功能障碍将可能是介入治疗的禁忌证[1]。

---

❶ 不同抗凝血药如何使用、感染区域的麻醉风险和如何选择的相关信息，可以参考：

Regional analgesia and concurrent anticoagulant medications (section 7.4). In：Macintyre PE, Scott DA, Schug SA, Visser EJ, Walker SM, eds. Acute pain management：scientific evidence. 3rd ed. Melbourne：Australian and New Zealand College of Anaesthetists and Faculty of Pain Medicine，2010. (www.fpm. anzca. edu. au/resources/books-and-publications)

或者更多信息见：

Horlocker TT，Wedel DJ，Rowlingson JC，Enneking FK，Kopp SL，Benzon HT，et al. Regional anesthesia in the patient receiving antithrombotic or thrombolytic therapy：American Society of Regional Anesthesia and Pain Medicine evidence-based guidelines (third edition). Reg Anesth Pain Med，2010，35 (1)：64-101.

- 治疗区域的局限性感染。
- 系统性感染——这将限制植入设备放入人体。
- 患者对治疗并不知情。

参看每个治疗技术的说明，以获得详细的信息。

11.2 介入治疗的预防性措施

下列这些情况并不是绝对的禁忌证，需要与患者沟通关于治疗收益和风险的问题：
- 妊娠。
- 呼吸系统或心脑血管功能严重受损。
- 使用免疫抑制药。
- 不能配合。
- 存在解剖变异情况，可能影响介入治疗的操作或威胁患者安全。

在某些情况中（例如接受姑息治疗的患者），进行风险-收益分析将有利于重度难治性疼痛的缓解。

11.3 不良反应

介入治疗中的不良反应包括以下几个。
- 未能缓解疼痛——原因可能有诊断错误、操作技术问题、解剖变异或疏忽造成的血管内注射。
- 穿刺部位的疼痛或血肿。
- 由于疏忽造成神经组织或深部组织穿刺受损。
- 由于疏忽造成注射液在邻近组织扩散。
- 颗粒剂型注射物造成栓塞（特别是颗粒状的皮质类固醇制剂）。
- 大剂量药物（有关局部麻醉时药物的最大安全剂量参见表4-4）或血管内注射时出现的全身毒性反应。

- 对于注射液的过敏反应。
- 感染。
- 操作过程相关的焦虑、紧张和血管迷走性晕厥。

对于接受阿片类药物治疗的患者来说，介入治疗可以产生显著的镇痛作用，但也会引起严重的镇静和呼吸抑制，这并不能通过拮抗阿片类药物来缓解。这个问题需要提前考虑到，并制订适合患者病情的监测方案和阿片类药物滴定方案。

11.4 没有特定目标神经的注射治疗

11.4.1 扳机点/压痛点注射

概述：将穿刺针刺入到肌肉压痛点的合适位置和深度。有报道使用干针治疗，但一般会通过穿刺针进行药物注射。这些治疗包括局部麻醉、长效皮质类固醇激素注射、高渗盐水和肉毒毒素注射等。

适应证：对于慢性疼痛的治疗并没有明确的适应证。目前，一般用于以下这些情况。

- 疼痛区域或肌筋膜扳机点（纤维肌痛症、肌纤维疼痛综合征）——诊断标准尚不统一，对于临床效果的评价也存在争议。
- 慢性偏头痛——尽管 A 型肉毒毒素注射对于非偏头痛性头痛没有效果，但在多个国家中已经将其用于预防慢性偏头痛的头痛发作。但对于 A 型肉毒毒素治疗效果的评价还存在争议，是否适合于该类情况的治疗也没有统一的意见。

风险和不良反应：参见"不良反应"（第 140 页）。

11.4.2 关节内注射

概述：将针穿刺到发生疼痛的关节内，绝大部分的四肢关节可以通过触摸骨性标志来定位，而轴性关节（寰枕、寰枢椎关节突、椎体关节突关节、骶髂关节）可以通过影像学引导来定位。

使用的药物包括如下几种。

- 用于诊断性治疗的局部麻醉药。
- 用于治疗的皮质类固醇激素（具体推荐剂量可以参考 *eTG complete* 中的"局部皮质类固醇激素注射"）。
- 用于补充关节液黏度的透明质酸（也称为黏度补充疗法）。

适应证：明确的适应证有粘连性滑囊炎造成的肩部疼痛（冷冻肩）、肩袖损伤、内外侧上髁炎、腕管综合征、髋关节疼痛、膝关节疼痛和足底筋膜炎。单次治疗后，在 4 周内治疗效果会减弱；重复注射后的疗效尚存在争议。上述疼痛疾病中，关节内注射的更多信息可以参考 *eTG complete* 中的相关内容。

对于皮质类固醇激素注射不能缓解的膝关节骨性关节炎造成的膝关节疼痛，现在多采用关节腔注射透明质酸治疗，但近年来关于其疗效的相关证据存在较大的争议。

关节腔内注射皮质类固醇激素的疗法，不建议用于腰椎关节突关节的疼痛或挥鞭伤造成的颈椎关节突关节的疼痛（原因是治疗效果不佳），或者是跟腱炎（原因是存在跟腱断裂的风险）。

风险和不良反应：参见"不良反应"（第 140 页）。脓毒性关节炎比较罕见，但却是严重的并发症。皮质类固醇激素的全身不良反应包括持续 48h 的血糖短暂性升高。重复进行皮质类固醇激素注射后的短期不良反应包括结晶体诱发的炎症、肌腱断裂、骨质疏松和骨坏死。

11.5 有特定目标神经的注射和输注治疗

本节概述了目前临床中作用于特定目标神经结构的治疗方法——这些神经结构包括各种周围神经、脊神经（在硬脊膜袖内或附近）、神经轴或交感神经丛。

局部麻醉阻滞可以产生持续时间短、可逆性的镇痛效果，从本质上讲，它还不算是治疗。局部麻醉阻滞可以用于诊断性治疗，来明确某根神经是否就是引起患者疼痛的责任神经。

其他注射用的药物包括皮质类固醇激素、镇痛药和神经毁损药物（例如酒精、苯酚）。

11.5.1 周围神经阻滞

11.5.1.1 三叉神经阻滞

三叉神经和它的分支支配头部的前半部分、面部、口腔、舌头和颏部。外周神经分支的阻滞治疗只能短暂地缓解颜面的疼痛，并且可能会引起一些并发症。一些低质量的研究表明，用甘油进行三叉神经节的毁损可以治疗顽固性三叉神经痛，对于类似患者，建议转诊到神经外科专家处。

11.5.1.2 枕大神经阻滞

枕大神经（颈 2 脊神经的后支）是传导上颈部背部和部分头皮的皮肤感觉。用局部麻醉药或联合使用皮质类固醇激素对该神经进行阻滞，可以作为诊断性的测试或治疗，用于治疗颈源性头痛。但是该治疗的目标特异性和临床实用性还存在争议。目前还没有不良反应的报道。头晕是治疗过程中常见的伴随症状。

11.5.1.3 肩胛上神经阻滞

肩胛上神经支配肩带和肩关节两处的肌肉。用局部麻醉药或联合使用皮质类固醇激素对该神经进行阻滞，可以治疗类似粘连性滑囊炎（冷冻肩）或肩袖损伤等造成的肩部疼痛。有少量研究表明，该治疗有短期疗效，且并发症发生率较低。该治疗存在虽然发生概率较小但危害较大的气胸风险。

11.5.1.4 肋间神经阻滞

肋间神经支配肋间肌，并传导胸壁、腹壁和胸膜壁层的感觉。对肋间神经进行神经毁损治疗可以有效地控制癌性疼痛，但其发生并发症的概率较高。

11.5.1.5 内侧支阻滞

概述：脊神经后支的内侧支支配脊椎关节突关节（"小关节"）、多裂肌的小分支，一些内侧支会有分支支配皮肤。经过培训的专业医师可以在荧光透视下进行神经阻滞治疗。

适应证：明确的适应证包括慢性颈痛和慢性腰痛的诊断性治疗。

这些诊断性治疗的目的是明确患者是否存在目标特异性的诊断，以及是否可以考虑目标特异性的治疗。目前，唯一被证实有效的治疗是针对内侧支的经皮神经射频毁损术（参见第 153 页）。如果这个治疗不能进行，或患者不接受这种治疗方式，那就没有必要进行诊断性治疗。

对于胸脊神经后支的内侧支，有少数研究表明该治疗的准确性，并没有治疗实用性方面的研究。

风险和不良反应：参见"不良反应"（第 140 页）。有经过培训的专业医师，在影像学引导下，根据治疗指南，按照明确的操作流程进行治疗，那么出现穿刺到邻近组织或深部结构的概率就很小。没有及时被发现地穿刺入血管并进行注射，可能导致假阴性的结果。

11.5.2　交感神经丛阻滞

外周交感神经通路传导从内脏发出的伤害性传入纤维和传出性交感纤维。可以通过注射药物暂时性阻滞这些传导通路以进行诊断性治疗，或者是长期性缓解顽固性内脏痛以及改善传出性交感神经的活性（例如血管功能不全、复杂性区域疼痛综合征）。常用的药物包括局部麻醉药，酌情联合使用神经毁损药物。

11.5.2.1　星状神经节阻滞

星状神经节阻滞是将局部麻醉药注射到星状神经节附近的区域，以此来阻滞颈部和上胸部的交感神经通路。尽管目前尚缺乏相关的临床证据，但在临床上已经用于发生于上肢的复杂性区域疼痛综合征。根据病例报告，该治疗的严重并发症有心脏停搏、血肿造成的威胁生命的气道阻塞。

11.5.2.2　腹腔神经丛阻滞

概述：腹腔神经丛阻滞是在荧光透视或 CT 引导下将穿刺针放置到腹腔神经丛的靶点处。这个靶点也可以通过内镜下穿刺而达到。常用的药物包括局部麻醉药和神经毁损药物（例如酒精或苯酚）。在治疗过程中，患者需要镇静治疗。

适应证：腹腔神经丛阻滞可用于胰腺癌患者的癌性疼痛（80%的患者可能出现疼痛）的临终关怀治疗，也可以用于其他上腹部恶性肿瘤引起的疼痛。目前尚缺乏该治疗用于非癌性疼痛治疗的相关证据。

风险和不良反应：见"不良反应"（第 140 页）。腹泻和低血压是常见的不良反应，但一般可以很快得到纠正。严重的神经系统并发症（包括截瘫）较为罕见。

11.5.2.3　腰交感神经阻滞

腰交感神经节阻滞是在荧光透视的引导下，通过穿刺针在腰交感链上注射局部麻醉药，或者联合神经毁损药物。尽管目前尚缺乏相关的临床证据，但在临床上已经用于发生于下肢的复杂性区域疼痛综合征、外周神经病、幻肢痛和带状疱疹后神经痛。神经毁损药物（例如苯酚）产生阻滞效果的时间要长于局部麻醉药，多用于治疗痛性外周血管性疾病。较轻的不良反应包括穿刺部位疼痛、出血、感染和生殖股神经受激惹。注射神经毁损药物后，男性可能出现射精困难。脊髓或硬膜外感染是严重的并发症，但较为罕见。

11.5.2.4　腹下丛阻滞和奇神经节阻滞

腹下丛阻滞可用于缓解下腹部和盆腔病变引发的疼痛。奇神经节阻滞则用于缓解会阴疼痛。对于这些结构可以进行神经毁损治疗，但疗效持续时间较短以及潜在的不良反应使得该治疗仅适用于顽固性癌性疼痛的患者和预计生存期较短的患者。

11.5.3　硬膜外阻滞

包绕在硬脊膜囊周围的硬膜外腔含有脑脊液（CSF）和脊髓（腰2水平以下为马尾神经）。将药物注射到这个空间，可以阻滞或调节神经传导（参见图11-1、图11-2）。常用的药物有局部麻醉药、阿片类药物、可乐定和皮质类固醇激素。

对于神经根性疼痛或神经根型颈椎病的患者来说，硬膜外阻滞治疗是多模式疼痛治疗方案中的重要组成部分。在其他微创治疗镇痛效果不佳或骨科手术推迟或暂不宜进行骨科手术的患者需要进行暂时性镇痛的时候，可以考虑进行硬膜外镇痛治疗。

11.5.3.1　骶管阻滞

概述：骶管阻滞是穿刺针通过骶管裂孔进入骶管硬膜外

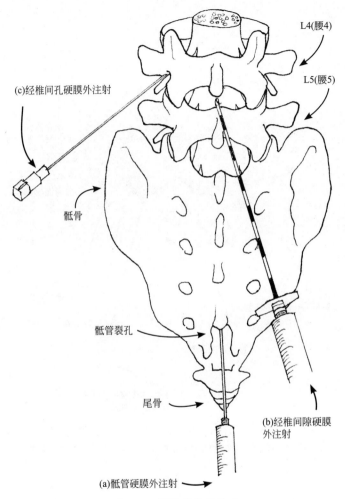

L4(腰4)

L5(腰5)

骶骨

骶管裂孔

尾骨

(b)经椎间隙硬膜
外注射

(a)骶管硬膜外注射 →

图 11-1　硬膜外注射位点

腰4到尾骨后面观的线条图。箭头所示位置为：(a)骶管硬膜外注射；
(b)经椎间隙硬膜外注射；(c)经椎间孔硬膜外注射

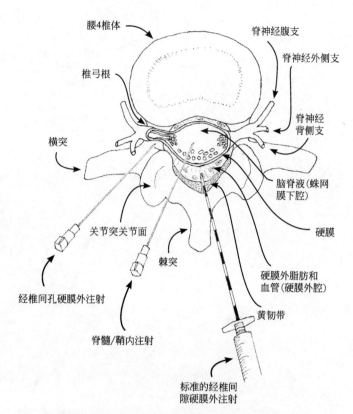

图 11-2　硬膜外注射和蛛网膜下腔注射位点的轴位显示

腰4椎体轴位线条图，图中可见神经根形成脊神经并通过椎间孔穿出椎管。在鞘内的神经根周围充满脑脊液(在硬膜囊内)。硬膜周围存在着硬膜外脂肪和血管，其中是骨性的椎管和椎间孔

图中标注：

- 腰4椎体
- 椎弓根
- 横突
- 关节突关节面
- 棘突
- 经椎间孔硬膜外注射
- 脊髓/鞘内注射
- 标准的经椎间隙硬膜外注射
- 脊神经腹支
- 脊神经外侧支
- 脊神经背侧支
- 脑脊液(蛛网膜下腔)
- 硬膜
- 硬膜外脂肪和血管(硬膜外腔)
- 黄韧带

腔。在围术期以外，通过骶管注射途径使用最多的药物就是皮质类固醇激素。

适应证：多个观察性研究显示，经骶管硬膜外腔注射皮质类固醇激素可以缓解腰骶部神经根性疼痛（小腿的放射性

疼痛，"坐骨神经痛"），虽然有效率不尽相同，但都提示该治疗可以有效缓解腰骶部神经根性疼痛。但在对照性研究中显示，骶管硬膜外腔注射皮质类固醇激素和盐水在短期疗效和长期疗效上并没有显著的差异。虽然目前的临床证据并没有明确的支持，但一般对于椎管狭窄和慢性腰痛的患者都会选择骶管阻滞治疗。

风险和不良反应：参见"不良反应（第 140 页）"。治疗后在短期内可能出现背部疼痛和腿痛加重，还有皮质类固醇激素使用后的全身反应，这些都需要在治疗前告知患者。感染的发生率极低，但会引发严重的后果，而且是在治疗后数天到数周后出现。

11.5.3.2　经椎间隙硬膜外阻滞

概述：经椎间隙硬膜外阻滞是使用特制的硬膜外腔穿刺针在中线附近穿刺进入后硬膜外腔。除了在围术期或产科手术以外，治疗中都需要进行荧光透视引导，并通过造影明确穿刺位置。可以使用局部麻醉药和皮质类固醇激素。根据报道，该治疗多用于腰椎节段，很少用于颈椎或胸椎节段。

适应证：有中等质量等级的证据说明在腰椎节段进行经椎间隙硬膜外注射皮质类固醇激素可以有效治疗腰骶部神经根性疼痛（小腿的放射性疼痛，"坐骨神经痛"），但是维持时间较短（大约为 4 周）。目前尚没有充分的证据说明经椎间隙硬膜外注射类固醇激素可以治疗慢性腰痛，也缺乏证据说明该方法可以用于治疗慢性颈痛、颈神经根性疼痛（"颈肩痛"）或胸部疼痛。

风险和不良反应：参见"不良反应"（第 140 页）。严重并发症较为罕见，主要是硬膜外腔出血或感染以后造成的截瘫。

11.5.3.3 经椎间孔硬膜外阻滞

概述：在荧光透视的引导下，将一根细穿刺针放置到毗邻责任神经根的椎间孔的侧隐窝处。通过注射对比剂确认位置后，可以在神经根周围注射皮质类固醇激素或者联合应用局部麻醉药。

适应证：对于在腰部的治疗，仅有少量高质量的证据表明，经椎间孔硬膜外注射皮质类固醇激素可以在短期内（1个月）有效缓解腰部神经根性疼痛（小腿的放射性疼痛，"坐骨神经痛"）。该治疗可以明显地改善功能、提高活动能力、减少其他治疗措施的使用。一些患者的疗效可以保持12个月以上。

目前不建议在颈椎节段进行经椎间孔硬膜外注射皮质类固醇激素，有待进一步的研究来明确该治疗的效果，并阐述严重不良反应发生的机制。

风险和不良反应：参见"不良反应"（第140页）。在前瞻性研究中发现，该治疗的不良反应发生率较低，且多为并非严重的不良反应；但在极少数的情况下，可能出现潜在的灾难性的神经系统后遗症。在腰椎节段的经椎间孔硬膜外注射皮质类固醇激素后出现截瘫、在颈椎节段治疗后出现脑梗死和脊髓梗死，这些问题被认为归因于在血管内注射了过量的颗粒状的类固醇激素。注射非颗粒状的皮质类固醇激素、通过数字减影心血管造影术以确认是否为动脉内注射、使用局部麻醉药进行测试性注射，使用这些措施以后，上述不良反应的总体发病率目前还不清楚，但可能会减少，并可能被消除。

11.5.4 鞘内阻滞

鞘内间隙位于硬膜外间隙深部，在硬脊膜的外层和内层之间，其内含有脑脊液（CSF）、脊髓和神经根。同硬膜外腔途径相比，通过鞘内阻滞途径注入药物后，很快就会扩散，所以使用的药物剂量要明显减少（参见图 11-2）。

一般常用的药物有不含防腐剂的局部麻醉药、阿片类药物、可乐定以及神经毁损药物（酒精），前三者多用于诊断性或测试性治疗，后者则用于选择性化学切除治疗，近年来由于技术的进步，已经可以在鞘内输注可逆性药物（见下文"鞘内输注"），化学切除治疗已经逐步被取代，但对于一些特殊的癌性疼痛患者，选择性化学切除治疗仍有一定的价值。

11.5.5　鞘内输注

概述：鞘内输注是通过一根放置在脑脊液内的特殊导管而实施治疗的。导管的另一端可以留置在体外，通过皮下隧道连接皮下静脉港或是连接于全植入镇痛泵。输注的药物包括阿片类药物、局部麻醉药、可乐定和巴氯芬。根据患者的预计生存期、活动能力和护理条件选择相应的治疗体系。全植入镇痛泵的价格昂贵，每年有 10% 的失败率，镇痛泵的使用寿命最高为 7 年。

适应证：当癌性疼痛患者从其他途径获得的镇痛效果不佳或受制于剂量相关性不良反应时，可以考虑鞘内镇痛。鞘内镇痛需要的镇痛药剂量明显小于其他途径需要的药物剂量，同时不良反应的发生率降低，药物的镇痛作用也会被强化。发生病理性骨折、活动相关性疼痛、盆腔痛和肝囊肿痛的患者，都可以考虑这种治疗方式。

风险和不良反应：参见"不良反应"（第 140 页）。潜在的风险包括导管相关性的（绕圈、移位、肉芽肿和阻塞）和泵体相关性（植入失败）的。严重的水肿也是常见的问题。

11.6 电刺激治疗

20 世纪 60 年代，出现了针对神经组织的电刺激治疗，这是疼痛的门控理论在临床的应用。尽管它用于镇痛的机制仍然没有得到清楚地阐述，但越来越多的研究表明电刺激可以在疼痛传导通路上产生神经调控的作用。

用于不同位置的刺激电极通过外科手术途径或经皮穿刺途径植入人体内。电极的另一端可以留置在体外用于测试或是连接于全植入式可程控刺激仪以产生长期的镇痛效果。电刺激装置和相关的设备都是较为昂贵的。

电刺激治疗可以作为多学科模式下疼痛管理的评估和治疗措施。选择合适的患者是非常重要的。需要考虑的因素有患者的期望值、疼痛的心理社会学因素、基础的身体状况。电刺激治疗的目标是缓解疼痛（而不是消除疼痛），继而减少镇痛药的使用和改善功能。

11.6.1 脊髓电刺激治疗

概述：脊髓电刺激治疗（spinal cord stimulation，SCS），也被称为脊柱电刺激，需要由受过培训的专业医师操作。该治疗需要将电极放置到硬膜外腔中推测可能传导疼痛信号的相关目标区域。

适应证：有少量的证据显示 SCS 可以用来治疗腰部术后疼痛综合征以及复杂性区域疼痛综合征。对于外周血管疾病和顽固性心绞痛的疗效，目前仍存在很大的争议。同时也缺乏对于 SCS 长期治疗效果和安全性的研究。

风险和不良反应：参见"不良反应"（第 140 页）。硬膜外血肿或脓肿可压迫脊髓轴索。迟发性的并发症有电极移位、电极断裂、系统功能障碍、脑脊液漏和脑膜炎，这些都

治疗指南：疼痛分册

是 SCS 术后严重的并发症。通过对所有接受 SCS 治疗的患者进行随访，发现不良反应的发生率为 34％。其他需要警惕的情况有电池寿命缩短以及透热疗法、心脏起搏器和磁共振成像带来的潜在风险。

11.6.2 脑刺激治疗

对于脑深部组织进行电刺激的治疗包括疼痛的调制（深部脑刺激）和运动皮质刺激，这些治疗都已经有相关病例报道。但是目前仅有病例报道，对脑刺激治疗的研究尚没有取得显著的进展。

11.7 神经外科手术治疗

神经外科手术治疗疼痛并不是着眼于确定潜在病变的位置，而是打破包括疼痛信号传输在内的疼痛传导通路。

除了经皮神经射频毁损术，其他几项技术在近年来发展缓慢。究其原因，主要是缘于治疗后镇痛有效期较短、顽固性疼痛药物治疗的不断进展等。镇痛有效期的问题限制了这些技术用于其他具有类似疼痛经历的顽固性疼痛患者。

11.7.1 经皮神经射频毁损术

概述：进行经皮神经射频毁损术的前提是要通过诊断性的局部神经阻滞（详见"内侧支阻滞"，第 144 页）确定传导疼痛信号的外周神经的走行。

这个操作需要由经过培训的专业医师在局部麻醉和影像学引导下进行，将针状电极穿刺到靠近目标神经的部位。射频电流可以产生微小的热凝毁损灶（80℃）。治疗区域的痛觉缺失可以持续数月到数年。有限的数据显示，在疼痛复发以后，可以再次进行类似治疗。

适应证：经皮神经射频毁损术曾经适用于多种疾病，现在已经逐步明确适用于下列这些情况。

- 三叉神经节或外周支（治疗三叉神经痛）。
- 颈脊神经后支的内侧支（治疗颈椎关节突关节疼痛造成的慢性颈痛或颈源性头痛）。
- 腰脊神经后支的内侧支（治疗腰椎关节突关节疼痛造成的慢性腰痛）。

如果通过开放性的神经外科手术方式，将中枢神经系统予以暴露，那么也可以在中枢神经通路上进行射频毁损（参见下文的各外科操作相关内容）。

风险和不良反应：参见"不良反应"（第 140 页）。其他的不良反应都是个体化的。在治疗中，需要按照操作流程循序渐进地执行，评估每位患者的风险，并与之探讨可能发生的不良反应。

11.7.2 背根入髓区毁损术

概述：该治疗由神经外科医师在全身麻醉下进行操作，一般需要使用计算机辅助导航。通过手术暴露脊髓，然后在脊髓背根入髓区（DREZ）的特定区域使用射频电流或激光造成局限性的毁损。根据患者疼痛的情况，沿着脊髓相关区域间断的进行上述操作。目前尚不清楚这种治疗方式的具体机制。

适应证：背根入髓区毁损术适用于由于创伤性脊髓损伤造成的顽固性节段性中枢神经痛，或者是臂丛神经撕脱伤造成的去神经传入性疼痛。关于其他适应证的研究并不多。

风险和不良反应：参见"不良反应"（第 140 页）。其他反应与受损脊髓节段的水平和数目相关。对于每个患者，需要进一步咨询神经外科医师，评估可能的风险，并与患者沟通不良反应的相关事宜。

11.7.3　脊髓前侧柱切断术

概述：脊髓前侧柱切断术必须由专门的神经外科医生操作，需要使用局部麻醉，并在透视或 CT 引导下进行。将针状的穿刺电极从 C1～C2 水平刺入到患者疼痛侧对侧脊柱的前外侧索（脊髓丘脑前束）。这个治疗是会影响到伤害感受性传导通路。

适应证：成人的难治性单侧癌性疼痛（局限于上肢、胸部、下肢和骨盆）或难治性双侧癌性疼痛（局限于下半身或下肢）。

不良反应：参见"不良反应"（第 140 页）。针对上肢和躯体疼痛的毁损治疗，可以导致下行呼吸通路受损。对这条通路的单侧毁损会引起轻微的呼吸功能减退，而双侧毁损则会引起"奥丁的诅咒"，即睡眠呼吸暂停。

11.7.4　椎间盘内电热疗法

概述：在椎间盘内电热疗法（IDET）中，经过专门培训的医师会通过穿刺针将管状电极放置到可疑的责任间盘处。然后利用电流在后外侧纤维环处产生热凝毁损。该技术镇痛的机制还不完全清楚，目前认为可能是与伤害感受器的毁损以及胶原蛋白发生的物理改变有关。

适应证：当通过椎间盘刺激和 CT 引导下造影明确了慢性腰痛是由于椎间盘破裂所致，可以考虑 IDET。不过，对于其有效性还存在争议。

不良反应：参见"不良反应"（第 140 页）。IDET 的不良反应常有报道，一般有神经根病、椎间盘炎、膀胱功能障碍、椎体骨坏死、马尾神经综合征。

11.8　延伸阅读

澳大利亚和新西兰麻醉医师学院疼痛医学系的教师们推

荐进一步阅读下列相关的指南：

- PM3：Lumbar epidural administration of corticosteroids—2010.（www. anzca. edu. au/fpm/resources/professional-documents/documents/pm3/）

- PM4：Guidelines for patient assessment and implantation of intrathecal catheters，ports and pumps for intrathecal therapy—2005.（www. fpm. anzca. edu. au/resources/professional-documents/documents/pm4/）

- PM6：Guidelines for longterm intrathecal infusions（analgesics/adjuvants/antispasmodics）—2007.（www. fpm. anzca. edu. au/resources/professional-documents/documents/pm6/）

- PM9：Neuromodulation（spinal cord stimulation）in the management of patients with chronic pain—2011.（www. fpm. anzca. edu. au/resources/professional-documents/documents/PM9％202011. pdf）

- PS3：Guidelines for the management of major regional analgesia—2011.（www. anzca. edu. au/resources/professional-documents/documents/professional-standards/professional-standards-3. html）

- PS9：Guidelines on sedation and/or analgesia for diagnostic and interventional medical，dental or surgical procedures—2010.（www. anzca. edu. au/resources/professional-documents/pdf/PS9-2010. pdf）

- Conduct of diagnostic cervical and lumbar medial branch blocks—2007.（www. fpm. anzca. edu. au/resources/educational-documents/documents/conduct-of-diagnostic-cervical-and-lumbar-medial-branch-blocks）

Accident Compensation Corporation, New Zealand provides evidence-based guidance on interventional pain management that can be searched either by body region or procedure type. (www. acc. co. nz/for-providers/clinical-best-practice/interventional-pain-management/index. htm)

Bogduk N, editor. Practice guidelines for spinal diagnostic and treatment procedures. San Francisco: International Spine Intervention Society, 2004. ISBN 0-9744402-0-5

第 12 章

儿科疼痛

婴儿和小儿能感知疼痛。能够引起成人疼痛的经历作用于婴儿与小儿，同样可以引起他们的疼痛。疼痛可能是：

- 短暂的（如擦伤和瘀伤，不需要特殊的医学干预）；
- 急性的（如由于疾病、创伤或免疫接种、抽血、手术等医学操作造成的疼痛）；
- 反复发生的（如腹痛、头痛、肢体疼痛、胸痛或背痛，约 30% 的小儿偶发或频繁出现上述疼痛）；
- 慢性的（如幼年型关节炎、偏头痛、炎性肠病、肿瘤、疟疾、HIV/AIDS、镰状红细胞增多症、由于外周或脊髓损伤造成的神经病理性疼痛）。

与成人一样，儿童有权利在没有歧视下接受疼痛治疗。这些权利包括疼痛的告知、评估和治疗，如果儿童有能力进行疼痛治疗的决策，他们也应参与治疗的决策。

澳大利亚和国际上关于婴儿和儿童疼痛治疗的标准和指南请参见"延伸阅读"（第 200 页）。这些文献不仅仅可以帮助我们给儿童开具镇痛药，而且可以指导我们进行临床决策。

12.1 儿童的发育与疼痛

即使是早产的新生儿出生时就已经具有疼痛传导通路，并且对伤害性刺激有反应。在生命的早期，严重的或反复的疼痛对神经系统的发育有远期负面影响。在儿童期，疼痛对孩子的生理和心理均具有负面效应，通过疼痛治疗可以改善这种负面影响。

在儿童发育的各个阶段，疼痛扰乱孩子的注意力，干扰他们的正常功能。如果疼痛为严重的、反复的或持续性，定将产生以下影响。

• 对于**婴儿**，疼痛干扰他们的睡眠、饮食、运动发育、依恋以及早期的社交能力。

• 对于**少儿**，疼痛影响他们的入学，扰乱他们的注意力和学习能力，并且阻碍身体、情感和社交能力的发展。

• 对于**青少年**，疼痛影响他们向成人的正常过渡，在许多方面（被同龄人认可、获得自信、建立稳定的个性、教育性探索、职业性探索以及建立社交关系）变得对父母和家庭非常依赖。

在孩子发育的各个阶段，他们表达疼痛的能力不断发生着变化，因此，需要应用不同的方法评价疼痛（见下文）。

伴随着孩子的成长，他们对感受到的疼痛的认识和理解也在发生着变化。小于 7 岁的儿童尚未建立疼痛原因与疼痛间的逻辑关系，或者还不能理解为什么医务人员（或父母）让他们接受一些引起疼痛的治疗。这些年龄较小的孩子还不能理解什么是"短暂的、可以忍受的疼痛是为了长远的受益。"因此，在接受了能引起疼痛的治疗和牙科诊疗后，他们感到焦虑、表现出疼痛相关的情绪低落，偶尔出现创伤后的应激。对于这个年龄段的儿童，如果诊疗可能产生疼痛，需要特别注意给予非药物（参见第 163 页）和药物的镇痛治疗（参见第 187 页"儿童的操作相关性疼痛"）。

12.2 儿童的疼痛评估

完善的疼痛评估是合理治疗的基础。疼痛评估的目的在于以下几点。

- 确定儿童疼痛的诊断和疼痛机制；
- 决定进行紧急干预；
- 告知最适宜的治疗方案。

通常，在评价儿童疼痛时需要考虑到年龄和发育水平，家庭、社会和文化因素，健康状况，以前的疼痛经历。

12.2.1 对儿童疼痛进行综合评估

综合的疼痛评估包括以下几方面。

- 与孩子、父母或监护人一起进行临床回顾，详细了解疼痛病史（如过程、部位、性质），发现有关疼痛的更多的信息（其他应激源、过去的疼痛经历、应对的方法）。
- 物理检查包括生命体征，以及一些用来评价产生疼痛和生理受限（如呼吸、运动、玩耍、睡眠能力）相关的检查。
- 应用疼痛强度量表（见下文），该量表应结合儿童的年龄和其自身的特点。
- 如上文所述进行调查。

在对儿童进行疼痛评估时，并不是每次都需要进行综合评估，但在诊疗的开始阶段以及疼痛发生明显变化或疼痛发生了意想不到的变化时，应对患儿进行综合性评估。

至少每 24h 应对镇痛药物的毒性反应进行回顾。如果患儿的身体状况（如脱水、禁食、肝脏或肾脏功能不全）、药物本身或应用的药物剂量使患儿出现毒性反应的风险增加，医生应对患儿不良反应的症状和体征进行评估，并且在必要时安排进一步的检查和会诊。

12.2.2 儿童疼痛强度量表

疼痛强度是指疼痛的尺度。尽管单纯描述疼痛强度并不全面，但对于指导用药有相当重要的作用（参见第 163 页

"将疼痛评价转化为药物决策"）。根据儿童的年龄和认知能力，以及不同的临床状况，有不同的可信的、快速的、有效的疼痛强度量表。

应用表 12-1 可以做到以下几点。

- 确定患儿的年龄发育是否能自己进行疼痛强度的报告；
- 选择一个合适的量表；
- 按照常用的量表进行评价。

表 12-1 儿童疼痛强度量表

发育年龄	疼痛自我描述的可信赖度	疼痛强度量表
认知功能障碍的儿童	不可信或临界	根据不同的临床状况,应用观察评估工具: • 一些操作引起的急性疼痛——NCCPC-R,PPP • 术后急性疼痛——NCCPC-PV、PPP、FLACC-R
新生儿	不可信	根据不同的临床状况,应用观察评估工具: • 一些操作引起的急性疼痛——PIPP、CRIES、NFCS • 术后急性疼痛——PIPP、CRIES • 新生儿重症监护病房——PIPP、COMFORT
婴儿和小于 3 岁的儿童	临界	根据不同的临床状况,应用观察评估工具: • 一些操作引起的急性疼痛——FLACC,CHEOPS • 术后急性疼痛——FLACC • 家里出现的急性疼痛——PPPM • 儿科重症监护病房——COMFORT

发育年龄	疼痛自我描述的可信赖度	疼痛强度量表
3～4 岁	新出现的	应用上述的观察评估量表 或 如果父母认为患儿可以进行正确的反应,应用:Pieces of Hurt(poker chip)工具
5～6 岁	相对于数字,应用脸谱和视觉模拟疼痛评分更好	修订后脸谱疼痛评分(FPS-R)(参见附录1)
7 岁	可信,但如果应用视觉模拟疼痛评分会更好	修订后脸谱疼痛评分(FPS-R)(参见附录1) 或 应用 0～100 的视觉模拟疼痛评分(VAS)(参见附录1)
8 岁或 8 岁以上	可信	0～10 数字疼痛评分(NRS)(参见附录1)

注:CHEOPS:东安大略儿童医院疼痛评分。

COMFORT:COMFORT 行为评分。

CRIES:哭闹、需氧、生命体征数值增加、表情、睡眠评分。

FLACC:面部表情、腿部运动、活动、哭泣和可安慰性的工具(详见附录1)。

FLACC-R:面部表情、腿部运动、活动、哭泣和可安慰性的工具-修订。

NCCPC-PV:无法交流儿童疼痛检查清单——术后版(http://pediatric-pain.ca/files/02/79/NCCPCPV_200901.pdf)。

NCCPC-R:无法交流儿童疼痛检查清单——修改版(http://pediatric-pain.ca/files/02/78/NCCPCPV_200901.pdf)。

NFCS:新生儿面部表情编码评分。

PIPP:早产儿疼痛描述。

PPP:儿科患者的疼痛描述(www.ppprofile.org.uk)。

PPPM:父母术后疼痛评估。

上述疼痛评分的部分相关信息可以在达尔豪斯大学儿科疼痛研究中心的网站上进行查询(www.pediatric-pain.ca/content/Measures)。

为患儿选择一种疼痛强度量表并记录疼痛强度，在该患儿的后续治疗中，医务人员可以连续对疼痛情况进行记录。通常，患儿的父母们认为量表的说明对于指导他们对患儿的疼痛状况进行评估非常有帮助。

如果患儿为住院患者，像记录生命体征（如体温、呼吸频率、心率、血压）一样评估疼痛强度并进行记录，疼痛是第 5 个生命体征。根据患儿的临床情况确定记录疼痛强度的时间间隔。

- 记录第一次评估时或住院时的疼痛强度，之后每天记录疼痛强度，直至疼痛好转；
- 当应用口服镇痛药时，每隔 4h 对疼痛强度进行记录；
- 当患儿表现出痛苦或主诉疼痛时，应评估并记录疼痛强度，在给予镇痛药治疗后应再次对疼痛进行评估和记录，并评价疼痛是否缓解；
- 如果应用了如下治疗措施：输注阿片类药物、应用患者自控镇痛治疗、硬膜外或连续的区域镇痛，应更为频繁地对疼痛强度进行评估和记录，请参见指南说明。

12.2.3 将疼痛评价转化为药物决策

疼痛评价有助于临床决策和选择药物。有一些策略，如图 2-1 和图 4-1 所示，可以指导临床医生根据急性疼痛评价结果制订治疗用药。但对于存在复杂病情或慢性疼痛的患儿（参见第 194～200 页），这些策略可能有时并不适用。

12.3 儿童疼痛的非药物治疗

通常，将非药物治疗方法分为三类——环境的、物理的和心理的治疗（这些治疗方法的例证参见表 12-2）。关于这些治疗方法的有效性，现有的证据在数量、质量和临床受益上存在差异。

表 12-2　简单的适合不同年龄的非药物疼痛治疗策略

发育阶段	环境治疗方法	物理治疗方法[①]	注意力分散技术[②]
新生儿	温暖的婴儿床 安静的环境 与父母的眼神交流	用襁褓包裹 袋鼠式的照顾	非营养性的吸吮（如仿制品/安慰奶嘴） 母乳哺乳 与父母的眼神交流、声音、歌声 看护/拥抱/有节律的运动 柔和的音乐 应用可移动的小床而不是简易床
婴儿或幼童	温暖的房间 安静的环境 父母的陪伴 熟悉的玩具	如果可能让患儿坐起来，紧紧地抱着他，轻轻地拍他	非营养性吸吮（如仿制品/安慰奶嘴） 与父母的眼神交流、声音 制造一些声音（如摇铃） 吹泡泡 玩玩偶 听音乐和唱歌 讲故事 需要动脑筋的玩具
学龄前儿童	温暖的房间 安静的环境 父母的陪伴 熟悉的玩具	如果可能让患儿坐起来，紧紧地抱着他，轻轻地拍他	拥抱患儿,轻拍 吹泡泡 有声图书 "找一找"图书 绘画 听音乐和唱歌 玩玩偶 聊一聊他熟悉的事情 玩一些简单的电子游戏

发育阶段	环境治疗方法	物理治疗方法[①]	注意力分散技术[②]
学龄儿童或青少年	温暖的房间 私密 安静的环境 父母的陪伴 熟悉的物品或音乐	如果可能让患儿坐起来 紧紧地抱着他 应用一些热的、凉的或可以震动的装置 涂抹薄荷或可以产热的乳液 浸泡在温热的水中	聊天、提问题 数数 音乐 压力球 "找一找"图书 绘画 指导性的想象（如想象一个美好的地方） 电视/录像/电子游戏 深呼吸 幽默变魔术

① 这是一些简单的物理干预。物理治疗要求更多的训练，包括按摩、夹板疗法和理疗。

② 分散注意力是简单的心理治疗策略。心理治疗需要更多的训练和资源，包括医院扮演游戏、认知行为疗法、催眠和虚拟现实混合。

非药物治疗可以单纯用于轻度疼痛的治疗，也可以与药物治疗一起用于中到重度的疼痛的治疗。非药物治疗可以避免药物相互作用造成的协同镇痛和镇静作用。

根据患儿、其家庭以及临床状况的特点，制订个体化的治疗方案。在治疗前，需要对患儿进行完善的临床评价（见第159页），充分了解可行的治疗策略（参见表12-2），并且及时地获得治疗所需的各种设备材料。

除了改善症状的治疗手段，患儿喜欢那些可以增加他们控制感的治疗干预方法。

通常认为非药物治疗方法是安全的。为了降低交叉感染的风险，供患儿玩耍的物品应仅供一个患儿使用，或者进行适当的清洗。

12.4 儿童疼痛的药物治疗

12.4.1 镇痛药在儿童中的应用

1岁以内的小儿生理上发生很多变化，这将影响镇痛药的药代动力学特点。这些生理变化包括体内水分和脂肪的分布、血浆蛋白结合率、肝脏和肾脏的功能。另外，婴儿与幼儿对疼痛刺激的处理也在发生变化，这将影响镇痛药的药效动力学。

在婴儿期和幼儿期，上述的因素导致患儿对许多镇痛药和其他药物的剂量需求与患儿的成熟度和体重密切相关。特别是对于早产患儿，应用孕周（而不是出生后的年龄）来评价成熟度。对于新生儿，要根据患儿的孕周和实际体重来制订给药方案。

除非有特殊情况，为患儿开具药物时，应按照千克体重计算药物剂量。体重应选择实际体重、理想体重或50kg中最小的那个千克数进行计算。理想体重是指体重-年龄百分位图表中位于50%的体重数值（体重-年龄百分位图表可从以下网址获得：www. cdc. gov/growthcharts/cdc_charts. htm）。

12.4.2 儿童镇痛药的剂量

小心谨慎地确定患儿药物剂量。最常犯的错误是小数点错误而使剂量相差10倍。对存在下述问题的婴儿和幼儿开具药物时需要特别当心，这些情况包括脱水、营养不良、肥胖、肝肾功能不全、败血症或合并其他临床疾病。

> 小儿谨慎地确定患儿药物剂量。

儿童镇痛药的剂量参见表12-3至表12-9。这些表格只是一个指导。开处方的医务人员还应查询更多的药物信息资源和完整的产品信息以确定药物的适应证、禁忌证、药物相互作用和不良反应。当在药品说明外应用某种药物时，需要与家长和监护人进行讨论并且签署知情同意书。

12. 4. 2. 1　蔗糖

对于孕周 32 周到年龄 4 个月的婴儿，蔗糖可用于改善患儿对小创伤操作后疼痛的反应。蔗糖可以减少哭泣、痛苦表情和心率，但是只能将 10 分值的疼痛评分降低 1～2 分。甜甜的味道可以通过内源性阿片作用产生快速镇痛效应。这种效应在 2min 时达峰值，持续 5～10min。

在操作前 2min，通过安慰奶嘴或经口注射器，将蔗糖放置在舌头或颊黏膜（面颊的内侧面），剂量参见表 12-3。

表 12-3　新生儿和婴儿蔗糖的最大推荐剂量[①]

年龄	25%蔗糖的最大剂量/mL[②]
孕周 32～36 周[③]	1
孕周 37 周[③]至年龄 4 个月[④]	2

① 体重小于 1000g 的患儿不要使用蔗糖。对于体重 1000g 及以上的患儿，根据年龄确定剂量。

② 虽然可以选择不同的蔗糖浓度，但并没有证据显示其他浓度更有效。到本文书写时，无发表的数据说明蔗糖每日的最大剂量。指南推荐 24h 蔗糖最多可以使用 4 次。如果需要增加剂量并超过上述限量，应与医学专员联系并获得增加剂量的授权或考虑其他的替代方法。

③ 孕周是从末次月经第一天开始算起的周数。

④ 关于蔗糖的效果，对大一些婴儿的研究资料较为有限。资料表明对于年龄 4～6 个月的患儿，蔗糖的镇痛效果下降。如果镇痛用于大一些的婴儿，需要监测其效果并且考虑给予其他的镇痛药。

将蔗糖与其他非药物性安慰手段（如非营养性吸吮、放置于舒适姿势和用襁褓包裹）相结合。母乳和挤出来储存的母乳可以替代蔗糖。根据患儿情况、不同的操作以及预期疼痛的程度，可以考虑应用其他的镇痛药。

12.4.2.2　对乙酰氨基酚

对乙酰氨基酚是小儿最为常用的镇痛药之一。口服生物利用度约为90%，30min内起效。有多种口服剂型，包括滴剂、不同浓度的悬浮液和片剂。还有多种非处方合剂用于解热镇痛。镇痛药合剂可以降低医疗费用，但是降低了药物个体化有效剂量滴定范围。

对乙酰氨基酚直肠栓剂的生物利用度变化较大（50%～100%），吸收缓慢，达到血药浓度峰值可能需要90min。澳大利亚的医院里有对乙酰氨基酚静脉制剂（10mg/mL），生物利用度100%，镇痛起效时间为静脉注射后5～10min。当无法口服给药时，可以应用静脉制剂，但应尽早开始口服对乙酰氨基酚。

成分中含对乙酰氨基酚的药品的给药说明参见表12-4。

表12-4　1个月至12岁患儿应用含有

对乙酰氨基酚成分药物的剂量[①]

给药途径	对乙酰氨基酚剂量[②]	24h最大剂量
口服[③]	每4h口服15mg/kg，每个剂量不要超过1g	1～6个月：60mg/(kg·d) ≥6个月：住院患儿最大剂量90mg/(kg·d)，此剂量最多应用2天，之后降低剂量到60mg/(kg·d) 或 在社区医疗机构治疗的患儿，发热或存在肝毒性风险因素的患儿，剂量为60mg/(kg·d) 24h剂量不超过4g 用药48h后，回顾给药剂量，并且考虑降低剂量
直肠给药[④]	每6h直肠给药20mg/kg，每个剂量不超过1g	同口服给药（见上文） 尽早用口服对乙酰氨基酚替代直肠给药

给药途径	对乙酰氨基酚剂量[2]	24h 最大剂量
静脉给药[5]	对于<6 个月和(或)体重<5kg 的患儿，在专科医生的指导下应用	
	≤10kg：每 6h 静脉注射 7.5mg/kg	≤10kg：30 mg/(kg·d)
	10~33kg：每 6h 静脉注射 15mg/kg	10~33kg：60mg/(kg·d)，不超过 2g/24h
	33~50kg：每 4~6h 静脉注射 15mg/kg(每日最多给药 4 次)	33~50kg：60mg/(kg·d)，不超过 3g/24h
	每个剂量不超过 1g	用药后 24h 回顾给药剂量并考虑减量尽早用口服对乙酰氨基酚替代静脉给药

① 虽然大于 12 岁的患儿通常可以按照成人来确定对乙酰氨基酚的剂量，但对于体重低于理想体重（按照年龄计算）的青少年，应根据其实际体重计算对乙酰氨基酚的剂量。

② 对于肥胖患儿，应该用理想体重计算剂量。理想体重是指体重-年龄百分位图表中位于 50%的体重数值（体重-年龄百分位图表可从以下网址获得：www.cdc.gov/growthcharts/cdc_charts.htm）。

③ 一些医学中心有术前口服对乙酰氨基酚负荷剂量的流程（最大30mg/kg）。不推荐在无专科医生在场的情况下服用负荷剂量。负荷剂量应包括在整个 24h 的剂量计算中。

④ 对于合并免疫功能不全或凝血障碍的患儿，避免直肠给予对乙酰氨基酚。只有无法口服并且无静脉给药指征时，才应用经直肠给药。应获得父母的知情同意。不要将栓剂切开——计算剂量到最接近的栓剂数量。

⑤ 只有在无法口服给药时经静脉给药。在静脉给药之前 6h 内如果通过其他途径应用过对乙酰氨基酚，应避免再次静脉注射。静脉注射对乙酰氨基酚后的至少 6h 内（对于体重>33kg，无肝肾功能不全的患儿此时间降低为至少 4h），不要再通过其他途径给予对乙酰氨基酚。静脉注射对乙酰氨基酚时，给药时间应大于 15min。

对乙酰氨基酚可以与适量的非甾体抗炎药（参见表 12-5）一起使用，对于更为严重的疼痛，对乙酰氨基酚可以与阿片类药物（参见表 12-6 和表 12-7）合用。术后应用对乙酰氨基酚，可以使阿片类药物的用量降低 15％～20％。

表 12-5　小儿非甾体抗炎药（NSAIDs）的应用剂量[①]、[②]

药物	剂量[③]、[④]	许可的年龄范围	可用的剂型
双氯芬酸	口服或直肠给药 1mg/kg,每天 2 次或 3 次,进餐时服用 最大剂量 3mg/(kg·d),最多至 150mg/d	栓剂:12 个月及以上 片剂和口服液:14 岁及以上	栓剂 片剂和粉剂口服溶液未被许可用于小儿
布洛芬	5～10mg/kg 口服,每天 3 次或 4 次,进餐时服用 最大剂量 30mg/(kg·d),最多至 1200mg/d	3 个月及以上	多种剂型,包括不同口味的口服混悬液、滴剂、片剂、胶囊,也有多种合剂
萘普生	口服 5mg/kg,每天 2 次进餐时服用 最大剂量 1000mg/d	2 岁及以上	片剂

　　① 虽然大于 12 岁的患儿通常可以按照成人来确定 NSAIDs 剂量，但对于体重低于理想体重（按照年龄计算）的青少年，应根据其实际体重计算 NSAIDs 的剂量。

　　② 未被批准的非选择性 NSAIDs 和 COX-2 抑制剂没有列在表中。剂量和注意事项请咨询专科医生和查询相关文献。

　　③ 对于肥胖患儿，应该用理想体重计算剂量。理想体重是指体重-年龄百分位图表中位于 50％的体重数值（体重-年龄百分位图表可从以下网址获得：www.cdc.gov/growthcharts/cdc_charts.htm）。

　　④ 对于患幼年型特发性关节炎的患儿，可能需要更高的剂量，请在专科医生的指导下应用。

治疗指南：疼痛分册

表 12-6　小儿即释口服阿片类药物的剂量[①]

药物	剂量	可获得的剂型
可待因[②]	每 4~6h,0.5~1mg/kg 口服 最大剂量 3mg/(kg·d),最多至 240mg/d	润喉止咳糖浆、片剂许多镇痛药合剂中的成分之一[③]
吗啡	每 4h,0.2~0.4mg/kg 口服	口服溶液、片剂
羟考酮	每 4h,0.1~0.2mg/kg 口服	口服溶液、片剂、胶囊
曲马多[④]	每 4h,1~2mg/kg 口服 最大剂量 6mg/(kg·d),最多至 400mg/d	口服滴剂、片剂

① 对于体重＞50kg 的患儿按照成人开具药物。

② 可待因在小儿镇痛中的效果差异较大，特别是当代谢不足时（新生儿和 20%～46% 的小儿可能存在 P450 2D6 活性较低）。如果无效，考虑更换药物。而快速代谢的患儿可能出现吗啡相关的不良反应。

③ 关于对乙酰氨基酚可待因合剂，选择合适的患儿体重，根据对乙酰氨基酚的计算方法计算合剂的剂量（参见表 12-4）。

④ 虽然曲马多仅批准用于 12 岁及以上的患者，但一些儿科专科医生和麻醉医生仍将其用于婴儿和小儿，这是说明书外的用药。曲马多与许多药物存在明显的药物相互作用，这些药物包括选择性 5-羟色胺再摄取抑制剂（SSRIs）和其他 5-羟色胺能类药物。

表 12-7　小儿静脉阿片类药物的剂量[①]

剂量	芬太尼	吗啡[②]
负荷剂量[③]	1~1.5μg/kg,剂量递增（如果静脉通路建立延迟,可经鼻给药 1.5μg/kg,可以在 15min 后再次给药）	100μg/kg,剂量递增
间断给药[④]	每隔 1~3h 给予 0.3~0.5μg/kg	每隔 1~3h 给予 30~50μg/kg

剂量	芬太尼	吗啡[②]
PCA、NCA 或静脉输注药液的制备	50mL 的生理盐水中加入芬太尼 20μg/kg，为 0.4μg/(kg·mL)	50mL 的生理盐水中加入吗啡 1mg/kg，为 20μg/(kg·mL)
PCA 的初始设置[⑤]	负荷剂量：0.4μg/kg 锁定时间：5min 背景剂量（可选择的）：0.1μg/(kg·h)	负荷剂量：20μg/kg 锁定时间：5min 背景剂量（可选择的）：5μg/(kg·h)
NCA 的初始设置[⑥]	负荷剂量：0.4μg/kg 锁定时间：15min[⑦] 背景剂量：新生儿起始剂量 0.2μg/(kg·h)，婴儿和小儿起始剂量 0.4μg/(kg·h)，之后在 0.2~0.8μg/(kg·h) 的范围内进行剂量滴定	负荷剂量：20μg/kg 锁定时间：15min[⑦] 背景剂量：新生儿起始剂量 10μg/(kg·h)，婴儿和小儿起始剂量 20μg/(kg·h)，之后在 10~40μg/(kg·h) 的范围内进行剂量滴定
静脉输注的初始设置	输注：新生儿起始剂量 0.2μg/(kg·h)，婴儿和小儿起始剂量 0.4μg/(kg·h)，之后在 0.2~0.8μg/(kg·h) 的范围内进行剂量滴定 如需要可追加剂量 0.4μg/kg，间隔 30min	输注：新生儿起始剂量 10μg/(kg·h)，婴儿和小儿起始剂量 20μg/(kg·h)，之后在 10~40μg/(kg·h) 的范围内进行剂量滴定 如需要可追加剂量 20μg/kg，间隔 30min

① 对于体重>50kg 的患儿按照成人开具药物。

② 对肾功能明显受损的患儿，避免使用吗啡，改用芬太尼。

③ 根据临床的紧急情况、监测水平和医务人员的工作技能，调整静脉负荷剂量的给药速度。在急诊科，可以立即给予全部负荷剂量，但对于大多数临床场合，如果先给予负荷剂量的一半或一少半，再根据疗效观察和需要，每 5min 间隔逐渐加大剂量，安全性会更高。

④ 间断给药通常用于疼痛评价时。重复的给药增加劳动负荷，并且在给药间隔期内，患者可能会经历镇痛不足。

⑤ PCA 是应用一种程序化的间断/连续输注装置，通常适用于学龄期的儿童（参见第 184 页）。

⑥ NCA 是应用一种程序化的间断/连续输注装置，适用于学龄前儿童和那些尚不能理解或不能按压按钮的小儿（参见第 185 页）。

⑦ NCA 的锁定时间通常大于 PCA 的锁定时间，这样才能在下一次疼痛评价前达到追加给药的峰效应（至少在吗啡追加给药后的 15min），并且可以再一次给予追加剂量。在三级儿科医院，如果有完善的流程和经过认证的医务人员，可以适当缩短锁定时间。

注：NCA—护士控制镇痛；PCA—患者自控镇痛。

新生儿和小婴儿的代谢尚不成熟，因此，对对乙酰氨基酚的清除较慢。对这些患儿，对乙酰氨基酚并非禁忌，但推荐有专业人员参与给药方案的制订。

对于之前即合并肝脏疾病、禁食时间较长、慢性营养不良、呕吐、脱水、发热、严重肾功能不全、病态肥胖、败血症以及已经服用对乙酰氨基酚几天的患儿，肝脏毒性的风险增加。存在上述风

> 注意避免对乙酰氨基酚过量使用。

险因素并非对乙酰氨基酚应用的禁忌证，但需要认真考虑剂量和给药方案。当同时服用多种含有对乙酰氨基酚成分的药物剂型时，或者给患儿应用成人剂型的对乙酰氨基酚时，发生药物毒性反应的风险增加。

12.4.2.3 非甾体抗炎药

非甾体抗炎药（NSAIDs）对于年长患儿轻度到中度的疼痛非常有效。有研究观察了几种非选择性的 NSAIDs 在小儿中的应用，并且得到了批准（参见表 12-5）。选择性环氧化酶-2（COX-2）抑制剂（或考昔类），包括静脉帕瑞考昔，应用于小儿为说明书外的应用。关于 COX-2 抑制剂在小儿中应用的证据有限。

临床研究表明 NSAIDs 和对乙酰氨基酚具有相似的镇痛效果。当对乙酰氨基酚镇痛不足时，加用一种 NSAIDs 可以改善镇痛效果。作为多模式镇痛方案的一个组成成分，

NSAIDs 降低阿片类药物的剂量。

大手术后，通常在患儿进食进饮充分恢复后，才开始口服 NSAIDs，医生将开具一定时间范围（如 3 天）的药物。

对于大多数患儿，短时间应用布洛芬是安全的，发生严重不良事件的风险与对乙酰氨基酚类似。

小儿应用 NSAIDs 的禁忌证包括：

- 已知对阿司匹林或 NSAIDs 过敏；
- 活动性的消化道溃疡；
- 出血体质或血小板减少症；
- 严重的哮喘，特别是对阿司匹林敏感、皮质类固醇激素依赖或合并鼻息肉；
- 合并肾功能不全、低血容量和利尿治疗；
- 择期大手术。

对于合并心脏、肝脏、肾脏功能不全的患儿，应谨慎使用 NSAIDs。对于肾功能不全的患儿，因 NSAIDs 可能使肾功能恶化，因此需要监测肾功能。小儿长期应用 NSAIDs（大于 3～7 天）的安全性尚不清楚。

小于 16 岁的患儿避免应用**阿司匹林**，因为阿司匹林可能与罕见的瑞氏综合征相关。阿司匹林偶尔应用于幼年型关节炎。

12.4.2.4 阿片类药物

阿片类药物主要用于小儿中度至重度的急性疼痛或癌痛。阿片类药物在治疗慢性疾病相关的伤残性疼痛中也发挥着作用。不同的纯阿片受体激动剂在短时间内使用合适的剂量，其镇痛效果和治疗指数相似。不同的阿片类药物具有不同的药代动力学特点，这决定了该药物的起效时间和药效持续的时间。

在新生儿和婴儿期，阿片类药物的药代动力学和药效动力学发生显著变化。对于新生儿，选择剂量范围内较低的剂量，逐渐增加给药剂量。如果需要维持给药，应咨询儿科专科医生或疼痛专科医生。

阿片类药物的动力学存在明显的个体差异（2～3倍），因此，负荷剂量是安全的起点。药物剂量需要根据患儿的个体反应进行滴定。对于可待因、曲马多和羟考酮，药物代谢的遗传性差异非常重要。这些药物被肝酶P450 2D6（超速代谢型）代谢，活性代谢产物具有更高的峰浓度，因而可能增加不良反应的发生。但当代谢不足时，可能造成镇痛不充分。

许多国际化的儿童医院已经将可待因从他们的用药中去除，因为可待因快速代谢的风险。然而，人们正在社区机构研究可以替代可待因的药物的镇痛效果和安全性，在调查结果出来之前，可待因可能还会被应用多年。

小儿口服和静脉注射阿片类药物的剂量推荐参见表12-6和表12-7。在给予负荷剂量和滴定剂量时，定期评估疼痛程度、镇痛效果及不良反应的发生率（特别是镇静、恶心和呕吐）。关于监测的具体信息参见第185页的"监测和处理小儿阿片类药物的不良反应"。

> 监测镇静，镇静是阿片类药物引起呼吸抑制的最早期表现。

如果患儿需要经静脉途径持续输注阿片类药物，应考虑联系可提供住院的疼痛医疗机构，获得监测和疼痛治疗的建议或帮助。

对于未服用过阿片类药物的患儿，在急性疼痛的初期管理时，不要应用阿片类药物的缓释片剂、透皮贴剂或口服经黏膜吸收的枸橼酸芬太尼。这些剂型对于存在持续性疼痛的患儿和预测阿片类药物的背景剂量是有帮助的，但是推荐在开具上述药物时有专科医生的参与。

为患儿父母提供信息，对他们进行宣教有利于帮助他们理解严重不良反应的风险。应用阿片类药物的小儿发生耐药或成瘾的概率非常低。应向家长解释如何给药、监测以及预测风险和如何处理。

小儿肠道外应用阿片类药物治疗急性疼痛，出现成瘾非常罕见。

儿童与成人由阿片类药物造成的不良反应相似（短期使用阿片类药物的不良反应参见表 2-2，长期使用阿片类药物的不良反应参见表 10-3）。如果规律给予阿片类药物超过 24h，应实施肠道处理计划，避免便秘的发生（参见 *eTG complete* 中的“小儿便秘”）。目前尚无充分的证据推荐小儿应用新型含有纳洛酮的口服阿片类制剂，以降低阿片类药物诱发的便秘。

12.4.2.5 抗神经病理性疼痛的药物

简单的镇痛药和阿片类药物可能对小儿的神经病理性疼痛有效，但是通常镇痛不充分。人们对三环类抗抑郁药（如阿米替林、去甲替林）、抗癫痫药（如卡马西平、加巴喷丁）和氯胺酮进行了研究，很长时间以来，这些药物被用来治疗小儿的神经病理性疼痛，在小儿应用这些药物为药物说明书之外的应用。强烈推荐专科医生参与疼痛的评价和开具药物。

12.4.2.6 吸入性药物

(1) 氧化亚氮

氧化亚氮可以缓解焦虑并且降低某些操作引起的轻度疼痛。可将氧化亚氮与氧气混合，使其浓度在 50%～

70％范围内。更高的浓度并未显示出更强的镇痛效果，但发生不良反应的风险增加。给药者必须熟悉给药装置，要专人看管、监测患儿的疼痛和镇静程度，监测气道、呼吸和氧饱和度，并且在给药的整个过程中保持与患儿的语言交流。

对于 2 岁和 2 岁以下的患儿、存在困难气道、合并其他疾病或服用其他镇静药的患儿，需要额外关注。禁忌证包括那些存在闭合空腔的情况（如气胸、中耳梗阻、鼻窦梗阻或肠梗阻），因为氧化亚氮可能弥散进入这些空腔而增加腔内压力。

当停止给予氧化亚氮后，标准的操作步骤是提供 3～5min 额外的氧气（大于 50％的氧气，通常通过 Hudson 面罩吸入 15L/min 的氧气）以防动脉血中氧饱和度的突然下降（专业术语为弥散性缺氧）。最近的证据表明当健康患者未使用其他镇静药，当吸入小于或等于 50％的氧化亚氮时，吸入额外的氧气可能不是必需的。

如果患者需要频繁地给予氧化亚氮（如每周 3 次，需要 2 周或以上）可能需要补充维生素 B_{12} 和叶酸。关于维生素 B_{12} 和叶酸的口服剂型和剂量请咨询当地医院的药师。

（2）甲氧氟烷

有报道在 5 岁以上的患儿应用甲氧氟烷及其有效性，但对于小于 5 岁的患儿发生深度镇静的风险高。只有在复苏设备齐全的机构方可使用甲氧氟烷。关于甲氧氟烷的更多信息，请参见第 28 页。

12.4.2.7　局部麻醉药

局部麻醉药通过阻滞传导伤害性信号的神经而很好地缓

解疼痛。局部麻醉药是多模式镇痛中非常重要的组成成分之一，可以明显地降低阿片类药物的用量。

（1）表面麻醉

表面麻醉药的剂量依据需要麻醉的面积不同而不同，但是用药量不能超过按照年龄和体重推荐的最大剂量（参见表12-8）。用局部麻醉药将敷料浸湿并覆盖于需要麻醉的区域上，保持一定的时间后，将敷料移除。

表 12-8　小儿表面麻醉时药物的最大推荐剂量[①]

药物	根据年龄最大剂量(应用的时间)
4％地卡因（Local AnGel)[②]	新生儿:请教专科医生 1个月～12岁:最大剂量 0.5g(用于静脉穿刺时,至少 30min;用于静脉置管时,至少 45～60min;最长 60min)
5％混合局部麻醉药——利多卡因与丙胺卡因(EMLA)[③]	**EMLA 乳膏** 早产儿:咨询专科医生 0～3 个月:最多 1g(1h) 3～12 个月:最多 2g(1～4h) 1～6 岁:最多 10g(1～4h) 6～12 岁:最多 20g(1～4h) **5％EMLA 贴剂**——在操作前至少敷 1h 新生儿:咨询专科医生 0～3 个月:一次不超过 1 贴(1h) 3～12 个月:一次不超过 2 贴(1～4h) 1～12 岁:一次不超过 5 贴(1h)
4％利多卡因脂质体(LMX4)[④]	新生儿:咨询专科医生 1～3 个月:最多 1g(30～60min) 3～12 个月:最多 1g(30min～4h) 1～12 岁:最多 2.5g(30min～5h)

治疗指南：疼痛分册

続表

药物	根据年龄最大剂量(应用的时间)
0.5%地卡因+4%利多卡因+0.1%肾上腺素(ALA 或 Laceraine)[5]	1 岁和 1 岁以上:Laceraine 0.1mL/kg 或 1mL/cm,应用两个剂量中较小的那个剂量(20~30min,最长 60min) 最大剂量:5mL

① 年龄大于 12 岁或体重>50kg 的患儿按照成人开具药物。

② 1g AnGel 含地卡因 40mg。AnGel 0.5g 相当于 2 美元硬币大小的胶体。不要将其平铺开或用力擦。将药物去除后,麻醉作用可维持 4~6h。如果药物去除后不能立即实施操作,应将涂抹药物的区域圈出来,在操作者进行操作时,可以识别麻醉的区域。

③ 1g EMAL 或 5% EMLA 贴剂含有利多卡因 25mg 和丙胺卡因 25mg。1g EMLA 相当于 2 美元硬币大小的乳膏,或挤出 3.5cm 长的乳膏。去除药物后麻醉可持续 2h。

④ 1g LMX4 含有利多卡因 40mg。1g LMX4 可以覆盖 2.5cm×2.5cm(6.25cm²) 的区域,相当于挤出长 5cm 的药物。在涂抹药物前请不要用酒精或丙酮擦洗皮肤,乳膏需要与皮肤表面的油脂混合而被吸收。去除药物后麻醉作用维持 1~2h。

⑤ 一些医院备有符合 TGA Schedule 5A-subregulation 12(1A)标准的混合药品,这些药物可以用于浅表伤口和小于 7cm 撕裂伤的表面麻醉。将棉球浸满药液,然后将其放置在撕裂伤表面,并用敷料覆盖。

(2)其他途径

因给药途径不同(经黏膜、浸润、硬膜外)所需要的局部麻醉药的剂量亦不同,影响因素如下。

- 需要麻醉的面积;
- 组织的血管分布多少;
- 需要阻滞的神经节段;
- 需要阻滞的麻醉深度和肌肉松弛的程度;
- 个体的耐受性;

第 12 章 儿科疼痛

179

- 同时实施的镇静和麻醉技术；
- 患者的身体状况。

应用能够产生有效麻醉作用的最低剂量，但不要超过表12-9推荐的最大剂量。应该有适当的复苏设备和人员储备，以防局部麻醉药中毒的发生。

表 12-9　小儿局部麻醉药的最大推荐剂量[①]

药物	药液中不含肾上腺素时的最大单次剂量[②]	药液中含肾上腺素时的最大单次剂量[③]
布比卡因	2mg/kg	2mg/kg
左旋布比卡因	大于 6 个月：2mg/kg	不适用
利多卡因	3mg/kg	7mg/kg
罗哌卡因	2mg/kg	不适用

[①] 年龄大于 12 岁或体重>50kg 的患儿按照成人开具药物。

[②] 单次给药后 4h 内不要重复给药。

[③] 肾上腺素的浓度不要超过 5μg/mL，含肾上腺素的药液不要用于血液供应不充分的区域或动脉末梢区域（如手指、脚趾、鼻、耳、阴茎）。

(3) 局部浸润

儿童实施手术和接受某些操作（如腰穿）时应常规给予浸润麻醉。如果患儿是清醒的，可以通过下述方法降低注射引起的疼痛。

- 对注射的药液加温，达到体温温度；
- 尽可能应用小针头（如 27G）；
- 缓慢注射；
- 利多卡因缓冲制剂（如 8.4％碳酸氢钠 1mL 加入 1％利多卡因 9mL 中；按照利多卡因的剂量计算注射容量）。缓冲制剂可降低注射痛和加快起效速度，但有可能造成沉淀。

不要将含有肾上腺素的药液用于末梢区域（如手指、脚趾、鼻、耳、阴茎）。

（4）区域阻滞

股神经阻滞和腋路臂丛神经阻
滞均为区域阻滞的范例。实施这些
阻滞需要详细地了解相关的解剖知

> 不要将含有肾上
> 腺素的药液用于末梢
> 区域。

识。在实施阻滞前需要建立好静脉通路，以防不良反应的
发生。

小儿的许多用于术后镇痛的外周神经阻滞需要在全身麻
醉下实施。因为有部分区域感觉减低，需要特别关注敷料、
是否有受压的区域、体位以及肢体运动情况。

椎管内阻滞是将局部麻醉药、可乐定和阿片类药物注入
蛛网膜下腔或硬膜外腔。只有有经验的医务人员（如儿科麻
醉医生）才可以进行这些操作，这些操作需要在设立了指南
并且有儿科医务人员的机构内实施。通常在全身麻醉下进行
这些阻滞，并且为大手术提供满意的术后镇痛。

12.5 儿科的急性疼痛

以下情况可以引起儿科患者的急性疼痛：

- 急性疼痛如头痛、耳痛、龋齿、肌肉骨骼疼痛（参
见"急性疼痛：一般治疗方法"，第 16～31 页）。

- 创伤（参见"急性疼痛：创伤"，第 32～41 页）和
烧伤。

- 手术（参见下文的"围术期疼痛"）。

- 操作和检查（参见"儿童的操作相关性疼痛"，第
187～194 页）。

急性疼痛的处理原则适用于处理肿瘤患儿新发的或间
断出现的疼痛（参见第 196 页），一些慢性疼痛，如炎性肠
病、幼年型关节炎、镰状细胞病或艾滋病（参见第 198

页）。此原则也适用于处理那些发育障碍的患儿（参见第194页）。

12.5.1 围术期疼痛

12.5.1.1 术前

在手术前，应该与患儿和其父母讨论术中和术后的镇痛方案。如果计划给予静脉阿片类镇痛药，应评估患儿的认知和身体状况是否适合应用 PCA。为了提高 PCA 的有效性，术前应熟悉 PCA 设备的使用（参见第184页）。

对于一些短小的日间手术，可以口服镇痛药。常用剂量如下：

术前 30min，口服对乙酰氨基酚 15mg/kg。

一些专科医学中心制订了术前给予更高负荷剂量对乙酰氨基酚的给药方案（术前 30～60min 口服 30mg/kg）。应检查患儿入院前的对乙酰氨基酚用量，根据给药方案给药。不推荐在非专科医疗机构给予负荷剂量。如果应用，负荷剂量应包括在 24h 的剂量计算中。

对于小儿，特别是那些特别焦虑的患儿，可以实施以下措施：

咪达唑仑 0.5mg/kg（最多 20mg）与对乙酰氨基酚（剂量参见上文）混合，加入几毫升的苹果汁，在操作前的20～30min 口服。❶❷

---

❶ 可以口服咪达唑仑注射液（盐酸盐）。通过 Special Access Scheme 可以获得咪达唑仑马来酸盐（含咪达唑仑 10mg/mL），这是一种口服制剂。电话：(02) 6232 8111；网址：www.tga.gov.au/access-sas.htm。该制剂不能用于静脉给药。

❷ 选择实际体重、理想体重、50kg 中最小的体重数，用于计算咪达唑仑的剂量。

12.5.1.2 术中

虽然术中的镇痛药由外科医生和麻醉医生决定，但需要清楚地知道实施了哪些技术，这些技术可能对术后镇痛的处理有怎样的影响。术后镇痛技术通常在术中即开始实施。经常可应用联合镇痛方法（多模式镇痛）。

联合镇痛方法包括以下几种。

• 局部麻醉药伤口周围浸润，某些外周神经阻滞，或硬膜外镇痛。

• 口服、直肠内或肠道外给予非阿片类镇痛药［如对乙酰氨基酚和（或）非甾体抗炎药（NSAIDs）］。

• 如果有指征，可以在术中经肠道外给予阿片类药物的负荷剂量，以获得充分的术后镇痛。

12.5.1.3 术后

术后镇痛是患者康复的一个非常重要的组成部分。患儿有权利获得满意的镇痛。应用适当的方法和工具对疼痛进行评价（参见第 159～163 页）。

对于**轻度疼痛**，如果患儿可以口服液体，采用如下方法：

1 口服对乙酰氨基酚，剂量参见表 12-4，48h 后回顾药物使用的总量；

和（或）

1 如果没有禁忌证，并且没有潜在的活动性出血，可以口服一种 NSAIDs，剂量参见表 12-5。

如果患儿无法口服液体，应该经静脉或直肠给予镇痛药：

1 对乙酰氨基酚缓慢静脉注射，注射时间大于 15min，剂量

参见表 12-4。24h 后回顾药物使用的总量；❶

和（或）

1　如果没有禁忌证，并且没有潜在的活动性出血，可以经直肠给予一种 NSAIDs，剂量参见表 12-5。❷

　　对于**中到重度疼痛**，应用对乙酰氨基酚和（或）一种 NSAIDs（见上文），并且**加用**一种阿片类药物。术中给予足量的负荷剂量，如果可以口服药物，可以：

1　口服吗啡，剂量参见表 12-6，根据临床需要调整剂量；

或

1　口服羟考酮，剂量参见表 12-6，根据临床需要调整剂量。

　　如果患儿无法口服药物，可以：

　　静脉 PCA 吗啡（参见第 185 页），除非患儿太小无法操作、存在设备问题、无 PCA 的实施方案、无受训人员。如果患儿存在肾功能不全或之前出现吗啡不耐受，可应用芬太尼，剂量参见表 12-7。

　　7 岁以下的患儿，如果具备设备、规章制度和受训人员的条件，可以考虑静脉 NCA 应用吗啡（或芬太尼）（参见第 185 页）。剂量参见表 12-7。

　　如果无法使用 PCA 或 NCA，可以静脉输注或皮下注射吗啡（或芬太尼），剂量参见表 12-7，如果需要，可以间断追加给药。

　　小儿不推荐使用哌替啶维持镇痛。

　　患者自控镇痛（PCA）是一种非常有价值的术后镇痛方

---

❶ 如果无法静脉给予对乙酰氨基酚，可以直肠给药，剂量参见表 12-4，但应该限制直肠给药，48h 后应回顾给药的总剂量。

❷ 在小儿和青少年静脉应用 NSAIDs（如酮咯酸、帕瑞考昔）尚未被批准。然而，一些三级儿科医院的专科医生对婴儿、幼儿和青少年使用这些药物，这是说明书外的应用。

式。以下为小儿应用 PCA 的相关要点：

大多数大于 7 岁的小儿可以理解和使用 PCA。这些认知能力在 5～7 岁时获得。应该评价患儿的认知情况和身体状况。

术前讲解可以提高 PCA 的使用效率，但是对于接受急诊手术的患儿仍然可以使用 PCA。

具备专业知识的医务人员或疼痛小组应监督 PCA 的使用，采用相同的处理方案，包括监测、处理阿片类药物的不良反应（参见下文）。

PCA 按钮应该由患儿按压。然而，在某些情况下，如果有相关的给药方案和有资格的医务人员，可以采用 NCA 模式，见下文。父母不应该替患儿按压 PCA 按钮。

应该设定锁定时间，通常为 5min，在这个时间内，不能再次追加给药。

设置低剂量的背景输注对于控制大手术之后 1～3 天的疼痛非常有效，不会明显增加不良反应的发生。

小儿 PCA 起始剂量参见表 12-7。关于 PCA 的一般信息参见第 51 页，如何调整镇痛药物参见图 4-1。

护士控制镇痛（NCA）是应用与 PCA 相同的程序输注装置输注阿片类药物，并由有资质的护士给予追加剂量。应用标准的输注泵，可以避免调整输注速率和追加给药时出现错误。配置输注药物和设置 NCA 的程序，之后，由两个护士进行核对，只需要一个护士在床旁通过按压按钮来追加给药。起始剂量参见表 12-7。

12.5.1.4　监测和处理小儿阿片类药物的不良反应

静脉给予阿片类药物时，应观察和记录如下内容：

- 每小时的镇静评分（见表 12-10）——镇静评分增加

通常是呼吸抑制的最早的表现。

- 每小时的呼吸频率（参见表12-11）。

表 12-10　镇静评分[①]

镇静评分	意识状态
0	清醒,意识清楚
1	轻度镇静,容易叫醒
2	中度镇静,容易叫醒,但不能保持清醒状态
3	不易叫醒

① 澳大利亚不同的地区其分类可能存在差异。

表 12-11　儿童呼吸频率的正常值

年龄	呼吸频率/(次/分)
<3 个月	30～60
3 个月～1 岁	30～50
1～5 岁	20～40
5～12 岁	20～30
≥12 岁	10～25

- 如果患儿是醒着的，每小时记录疼痛评分（参见第159～163页的"儿童的疼痛评估"）。
- 其他不良反应的监测（如瘙痒、恶心、呕吐、便秘、尿潴留）。
- 脉搏氧饱和度——如果患儿出现以下情况时，应测量脉搏氧饱和度：镇静、呼吸抑制、呼吸频率快或慢、面色苍白、发绀、低血压、意识模糊、兴奋。如存在下述情况，应连续监测脉搏氧饱和度：小于6个月的婴儿或合并肺部疾病、阻塞性睡眠障碍、心肌病、神经系统疾病（包括癫痫）、上气道病变、上气道手术或复合镇静药（如地西泮）或任意一次饱和度监测低于94%时。

当患儿接受肠道外阿片类药物时，需要建立完善的流程，确保患儿得到更充分的照顾，如病情需要可以立即开始复苏、给氧、联系到合适的医务人员对患儿进行处理。应建立具体的应急处理预案，应用纳洛酮逆转阿片类药物诱发的呼吸抑制。

对于**中度镇静伴有早期呼吸抑制**的患儿，考虑：

小于或等于12岁的患儿，静脉注射纳洛酮 $1\mu g/kg$，之后每 $2min$，给予纳洛酮 $1\mu g/kg$，直至镇静或呼吸抑制得到逆转。

如果患儿出现**呼吸停止**或因为用药失误造成**阿片类药物过量**，可以：

小于或等于12岁的患儿，可以每隔 $2min$ 静脉注射纳洛酮 $5\sim10\mu g/kg$，直至镇静或呼吸抑制得到逆转。如果给予几个剂量后，患儿仍无反应，重新考虑诊断是否正确，对患儿加强监护与护理。

如果患儿需要注射纳洛酮，应将其转移到监护和护理能力更强的区域或转至重症监护病房。

12.5.2　儿童的操作相关性疼痛

对于儿童而言，由于诊断和治疗引起的急性疼痛是个大问题，尤其是对于年龄较小的患儿（参见第158页"儿童的发育与疼痛"）和那些需要反复操作的患儿。第一次操作后，如果镇痛不完善，患儿会预料到后续的治疗的疼痛和痛苦。

与成人一样，处理小儿的操作相关性疼痛的关键是预测到患儿的需求（参见第78页"操作前的准备工作"）。采用可满足患儿需求的侵入性最小、镇静镇痛药物剂量最少的方法（图 6-1）。

12.5.2.1　操作相关性疼痛的非药物处理技术

只要有可能，操作应在友善的环境下进行，父母或亲密的看护者可以陪同。避免在患儿的床边或房间内进行操作。

之前应告知父母和患儿会发生什么。❶ 让患儿熟悉环境，允许他们摆弄医学设备，对一些患儿是有帮助的。

对年龄合适的患儿可以采用注意力分散技术（参见表12-2）。可以听音乐，欣赏艺术或进行扮演治疗者的游戏。在操作过程中，平静地与患儿交谈，每次只有一个人说话，这样患儿的注意力可以被分散。

12.5.2.2　操作相关性疼痛应用的镇痛药

对于操作相关性疼痛，可以提前给予镇痛药。预测疼痛的强度和操作后疼痛持续的时间，制订合适的镇痛方案（参见图 6-1）。

关于蔗糖（参见第 167 页）、对乙酰氨基酚（第 168页）、NSAIDs（第 173 页）、局部麻醉药（第 177 页）和阿片类药物（第 174 页）的使用参见"儿童镇痛药的剂量"一节。

某些患儿接受短小的操作，由此引起的疼痛，可以给予

---

❶ 以下所示的情况的说明由威斯密儿童医院、悉尼儿童医院、Randwick & Kaleidoscope Hunter 儿童健康网提供。并且向家长提供了信息，告诉家长如何为患儿提供帮助：

——Children's painful procedures and operations：how can parents help? 2010（http://kidshealth. chw. edu. au/fact-sheets/things-you-can-do）

——Procedural sedation，2011（http://kidshealth. chw. edu. au/fact-sheets/procedural-sedation）

——Nitrous oxide，2009（http://kidshealth. chw. edu. au/fact-sheets/nitrous-oxide）

氧化亚氮（见第 176 页）、甲氧氟烷（见第 177 页）、氯胺酮。只有那些接受过培训和有应用经验的人员才可以开具氯胺酮，并且制订好用药流程、有专业的人员、监测和复苏设备。

如果需要处理非疼痛相关的焦虑和控制患儿的体动，需要镇静时，请参见下文的"操作时给予小儿镇静"。

在进行操作和患儿恢复阶段，需要对患儿进行监测，评估镇痛是否充分以及不良反应的发生（参见第 185 页"监测和处理小儿阿片类药物的不良反应"和第 190 页的"监测和处理小儿镇静相关的不良反应"）。

12.5.2.3 操作时给予小儿镇静

以下情况可能需要应用药物进行镇静：

- 尽管给予镇痛药，但仍有疼痛；
- 明显的非疼痛造成的痛苦；
- 为了安全避免患儿体动时或操作刚刚结束时。

镇静前对患儿进行评估，包括一般的健康状况和发育情况。还要评价焦虑、禁食和呼吸道，并且确定患儿是否存在其他的危险因素（参见第 82 页）。

选用侵入性最小的途径，给予最轻度的镇静。镇静水平依赖于给药的种类和剂量，而且还受以下因素的影响：患儿处于自然睡眠-清醒周期的哪个阶段以及外界刺激的强度（交谈、触摸、疼痛）。镇静是个连续的过程（见表 6-1），并且可能在不经意间已经由一个镇静水平进展到另一个水平，特别是应用强效药物或静脉给药时。

在开具镇静药和给药前，应确认做好人员、监护和复苏设备、患儿恢复时护理的各项准备（参见第 190 页"监测和处理小儿镇静相关的不良反应"和表 6-2）。

氧化亚氮（见第 176 页）和咪达唑仑常常用于小儿，产生**轻度至中度的镇静**。咪达唑仑为苯二氮䓬类药物，可以产生抗焦虑和遗忘作用，可以通过不同的途径给药。对于儿童，口服或经颊黏膜给药是理想的给药途径。无论以哪种方式给药，应选择实际体重、理想体重或 50kg 中最小的体重数值进行药物剂量的计算。可以：

咪达唑仑 0.5mg/kg，最大 15mg，操作前 20～30min，口服；❶

或咪达唑仑 0.2～0.3mg/kg，最大 10mg，操作前 10～15min，经鼻或经颊黏膜给药；❶

或咪达唑仑 0.02～0.05mg/kg，操作前 5min，静脉给药，每 3～5min 间隔追加给予 0.02～0.05mg/kg，直到达到理想的效果或达到最大剂量 0.15mg/kg 和 5mg 中较低的那个剂量。

咪达唑仑味道微苦，如与苹果汁混合口感较好。咪达唑仑经鼻黏膜给药时可能有刺痛感，因此，如患儿需要接受多次操作，避免经鼻给药。

咪达唑仑可以引起共济失调，给药后患儿应待在床上或坐在父母的腿上。应监测患儿的情况，直至完全恢复（见下文及表 6-2）。

12.5.2.4 监测和处理小儿镇静相关的不良反应

镇静相关的不良反应中主要为控制气道能力的丧失和呼吸抑制。患儿发展为低氧血症的速度较成人快，因为儿童的耗氧量较大而氧储备较少。

---

❶ 咪达唑仑注射液（盐酸盐）可以用于口服、经颊黏膜给药或经鼻给药。一种经颊黏膜给药的制剂为咪达唑仑马来酸盐（10mg/mL），可以通过 Special Access Scheme 获得，电话：(02)62328111；网址：www. tga. gov. au/hp/access-sas. htm。此剂型不能经静脉给药。

儿童出现不良反应常见于以下情况：镇静水平较深，应用了三种或更多的镇静药，镇静作用持续的时间长于操作刺激的时间。不良反应更多见于 5 岁以下的患儿，如 2 岁以下的患儿出现不良反应，处理起来更为困难。选择一个合适的接受过培训的人员专门看护镇静的患儿，直至完全恢复。医务人员必须具备以下技能：评估镇静水平，当镇静水平比希望的镇静水平更深时可以对患儿进行管理，根据患儿的年龄和状况进行复苏（参见表 6-2）。

应根据实际的镇静深度进行监测（参见表 6-2）。如监测中发现镇静水平变得更深，应加强护理。如果需要维持患儿处于安静状态（未评价镇静水平），应按照深度镇静的水平配备人员和监测。

如果出现了过度镇静，应按照情况恶化的患者加强监测和处理，为了**逆转苯二氮䓬类药物的镇静作用**（体重＜50kg的小儿），可以：

氟吗西尼 5μg/kg，最多 200μg，静脉注射。每 1～2min 重复给药直至达到预期的效果或达到最大总剂量 40μg/kg 和 1mg 中较小的剂量水平。

如果氟吗西尼用于逆转长效苯二氮䓬类药物（如地西泮），可能需要重复给药或持续输注给药。

12.5.2.5　操作之后

患儿接受了某些操作后，应被密切观察，并确保患儿恢复达到出院标准（如观测指标正常，包括脉氧饱和度，可以饮水、活动、排便，在成人的陪同下离开）。应告知联系电话或转诊患者的方法，以防出院后出现问题时的处理。

如果想获得详细的信息，参见第 200 页"延伸阅读"中列出的操作镇静指南和操作引起的疼痛的处理。

12.5.2.6 新生儿和小儿的特殊操作

对于某些针对新生儿和小儿的特殊操作，处理策略参见表 12-12。

表 12-12　新生儿和小儿接受某些特殊处理时的对策

处理	除了非药物治疗外，根据年龄推荐的对策①		说明
	新生儿和<4 个月的小儿	大婴儿和小儿	
取血样、置管	表面麻醉（第 178 页），另外辅以哺乳或蔗糖（第 167 页）	单纯表面麻醉（第 178 页）或辅以氧化亚氮（第 176 页）	• 推荐通过静脉穿刺获得血样，足跟采血可以引起较严重的疼痛，即使采用自动采血装置也是如此 • 由最具经验的人员进行操作尽量减少操作失败
脱位和骨折	参见第 34 页		
去除异物	**耳道**：操作前 5～10min，将 2%利多卡因注射液滴入外耳道，进行表面麻醉（了解不同体重的利多卡因的最大剂量见表 12-9） **鼻**：操作前 5～10min，应用 5%利多卡因＋0.5%去氧肾上腺素鼻喷剂（2～4 岁，1 喷/鼻孔；4～8 岁，2 喷/鼻孔；8～12 岁，3 喷/鼻孔；>12 岁，最多 5 喷/鼻孔）		• 对小儿耳道和鼻腔进行检查或去除异物可引起疼痛和不适 • 考虑异物的类型和所处的位置，在第一次移除异物时即选择最有效的方法以减少疼痛
免疫接种，肌内注射	哺乳或蔗糖（见第 167 页）	可以对操作进行改进，如应用不同的疫苗剂型、针的大小、注射的深度（25mm、25G 的针头）	• 表面麻醉可能降低免疫接种的疼痛，但无足够证据推荐常规应用 • 对乙酰氨基酚（见第 168 页）可能减少操作后的疼痛，但不推荐提前用药

处理	除了非药物治疗外,根据年龄推荐的对策[①]		说明
	新生儿和<4个月的小儿	大婴儿和小儿	
腰穿	表面麻醉(第178页),辅以哺乳或蔗糖(第167页)	表面麻醉(第178页)之后局部浸润麻醉(第180页)	• 如患儿需要反复穿刺,考虑全身麻醉或用氧化亚氮(第176页)或咪达唑仑(剂量见第190页)镇静
鼻胃管置入	蔗糖(第167页)	操作前5～10min,5%利多卡因+0.5%去氧肾上腺素鼻喷剂,表面麻醉(剂量参见上文"去除异物")	• 鼻胃管置入可引起患儿疼痛
耻骨上吸引	表面麻醉(第178页),辅以哺乳或蔗糖(第167页)	表面麻醉(第178页)	• 如怀疑败血症,在等待表面麻醉起效时,不要延误,给予抗生素 • 对于非常小或焦虑的患儿,权衡镇静的利弊,可以给予氧化亚氮(见第176页)或咪达唑仑(剂量见第190页)
导尿	操作前10min,将2%利多卡因凝胶涂于尿管表面并且表面麻醉尿道,最大剂量0.3mL/kg(相当于6mg/kg利多卡因)<4个月,可加用蔗糖(第167页)		• 也可考虑应用氧化亚氮(第176页)或咪达唑仑(剂量见第190页)

处理	除了非药物治疗外,根据年龄推荐的对策①		说明
	新生儿和<4个月的小儿	大婴儿和小儿	
伤口和撕裂伤	见第33页		

① 年龄相关的非药物技术参见第188页的"操作相关性疼痛的非药物处理技术"和表12-2。

12.6 发育障碍的儿童

发育障碍的小儿承受着更严重的疼痛。那些存在智力低下和交流障碍的患儿可能需要接受更多的操作干预,与认知功能正常的小儿相比,可能需要较少的镇静药。对这些患儿在疼痛评估和处理时需要特别注意。

无论是对医务人员、父母和护理人员,疼痛评估是一项挑战性工作(参见第159~163页的"儿童的疼痛评估")。应意识到这些患儿会有哪些表现(参见表12-13),以免忽略引起疼痛的原因或延误治疗。

表12-13 发育障碍患儿出现疼痛可能的机制

机制	说明
儿童疾病	由于交流困难,患儿可能存在更多进展的疾病,因此伴随更多的疼痛和合并症
肌肉骨骼病变	肌肉强直、间断的肌肉痉挛、肌肉收缩、关节活动障碍、髋关节脱位和体位问题,伴随着持续的和(或)阵发痛
胃肠道疾病	食管反流、胃炎、饲管问题、便秘可以引起间断发生的疼痛

机制	说明
口腔健康	龋齿、牙周疾病、颞下颌关节病变可引起间断发生的疼痛
由于体位或支具引起的压迫	矫正器械、夹板和轮椅可以造成摩擦或压迫，特别是生长迅速或脊柱侧弯正在进展的患儿
手术	脊柱侧弯手术、股骨截骨术、肌腱松解和移位都是一些较大的手术，术后需要镇痛药并且存在持续术后疼痛的风险

虽然对于发育障碍的患儿，开具疼痛药物的原则与其他小儿患者相同，但重要的是还需要额外考虑以下这些内容：

患儿的父母和护理者应该参与疼痛的评估，应用"无法交流小儿的疼痛评价量表"进行疼痛评估（参见第159～163页的"儿童的疼痛评估"）。

许多发育障碍的小儿其体重并非处于与年龄相称的理想体重范围内——许多患儿因喂养障碍体重较轻，而一些过于肥胖。在药物剂量计算时应注意这一点。

这些患儿可能同时服用一些药物，如抗癫痫药和苯二氮䓬类药物，注意这些药物与镇静药物的相互作用。

合并症可能包括由于脊柱侧弯、反流误吸伴频繁肺部感染造成的呼吸功能和储备功能的受限；慢性便秘；惊厥阈值下降；较差的营养状态。

开具镇痛药应遵循本书相关章节的一般原则。避免NSAIDs，或短期应用NSAIDs。尽量避免应用可引起便秘的镇痛药，如应用了这些药物，应加强肠道护理（参见 *eTG complete* 中"小儿便秘"）。当开具了阿片类药物的起始剂量时，患儿运动时应特别注意，在后续的治疗中应考虑有专科医生的介入。

到本书书写时为止，关于苯二氮䓬类药物或巴氯芬治疗肌肉痉挛和肌强直引起的小儿疼痛尚未建立以证据为基础的推荐指南。在开具这些药物时，推荐由专科医生介入。

当合并的疾病可能使患儿的生命受限时，应考虑让儿科保守治疗团队介入治疗（参见 *eTG complete* 中"保守治疗中的儿科处理原则和实践"）。

关于发育障碍小儿的信息，参见《管理指南：发育障碍分册》。

12.7 肿瘤患儿的疼痛

儿童所患肿瘤的种类与成人不同，较少患实性肿瘤，而较多患恶性血液疾病。75％以上的患儿在疾病的某个阶段经历严重的疼痛。

肿瘤相关疼痛可能由于以下原因。

- 实性肿瘤侵入骨骼和骨髓（如 Ewing 肉瘤）或白血病的骨髓侵犯；
- 颅内肿瘤和升高的颅内压引起的头痛；
- 进展期的实性肿瘤侵入大的神经、神经丛或椎管；
- 空腔脏器的梗阻。

评估和处理肿瘤患儿的新发疼痛，与其他小儿相比无不同，但重要的是需要注意以下几点：

疼痛（和阿片类镇痛药）可能被父母和（或）家人察觉，认为是治疗失败或疾病进展的信号。当评估疼痛时应注意考虑到相关因素。

接受肿瘤治疗的患儿体重较轻，计算药物剂量时应注意。

由于肿瘤侵入骨髓引起或化疗引起中性粒细胞减少，使患儿更易感染，避免经直肠给药。

不正常的免疫、营养和凝血功能，使患儿更易发生 NSAIDs 引起的多种不良反应。如应用 NSAIDs 时，需特别注意并且咨询儿科肿瘤医生。

在急性期，阿片类镇痛药可能需要持续给予数周或数月，因此可能出现阿片类药物耐受而需要调整剂量。纯阿片受体激动剂（吗啡、羟考酮或芬太尼）优于可待因或曲马多。缓释制剂可以提供满意的基础镇痛。剂量相关的不良反应通常可以通过更换不同的阿片类药物而得到解决。

患儿会经历一系列身体、情绪、社会和精神上的挑战。考虑让儿科保守治疗团队的人员介入治疗（参见 *eTG complete* 中"保守治疗中的儿科处理原则和实践"）。

相当多的患儿经历了肿瘤治疗和其并发症相关的疼痛。

患儿**治疗相关性疼痛**缘于以下原因。

- 侵入性操作；
- 化疗的并发症（如黏膜炎、白细胞减少性结肠炎）；
- 手术；
- 免疫抑制相关性感染（如带状疱疹）；
- 放疗诱发的皮肤炎和黏膜炎；
- 神经病理性疼痛继发于：
—手术（如因骨肿瘤而行截肢手术）；
—肿瘤直接侵入神经；
—药物治疗（如长春新碱）。

因为患儿在几个月至几年间需要反复接受一些操作，应从治疗的开始阶段即提供满意的非药物支持（见第 163 页），为操作提供充分的镇痛（见第 187 页），这一点非常重要。

许多儿科肿瘤可以治愈。一些肿瘤幸存儿童经历持续性疼痛，这些疼痛可能缘于神经毒性药物、手术/截肢或放疗。

采用适用于儿科及成人慢性疼痛的处理原则。

12.8 慢性疾病患儿的疼痛处理

儿科的慢性疾病，包括艾滋病、镰状红细胞增多症、风湿性疾病和某些儿童期罕见疾病，可造成急性、反复和持续性疼痛。创伤、烧伤和截肢后可能伴随持续性疼痛。

儿科疼痛评估的一般原则是适用的（见第 159～163 页）。当评估镇痛的有效性时和对镇痛治疗方案进行适当调整时，仔细鉴别疼痛是在一个药物剂量间隔的末期发生的疼痛（背景痛），是活动或操作相关的疼痛发作（伴随痛），还是无法预测的疼痛。

在制订疼痛治疗方案时，通常要考虑应用最佳的疾病特异性治疗策略。需要规律给予镇痛药，包括阿片类和非阿片类药物。口服途径最佳。对于中度至重度疼痛，纯阿片类受体激动剂（吗啡、羟考酮或芬太尼）优于可待因或曲马多［"WHO 关于患病儿童持续性疼痛的药物治疗指南（2012）"见"延伸阅读"（第 200 页），其中有二阶梯镇痛治疗的详细信息］。

对于那些需要常规给予阿片类药物以控制持续疼痛的患儿，缓释剂型可以提供较好的背景镇痛。还需要采用合适的策略处理爆发痛（如口服即释阿片类药物）。剂量相关的不良反应通常通过换用另一种阿片类药物而得到解决。

到本书编写时为止，三环类抗抑郁药、选择性 5-羟色胺再摄取抑制剂（SSRIs）、抗癫痫药、氯胺酮或全身应用局部麻醉药用于儿科神经病理性疼痛的治疗，目前尚未建立以证据为基础的指南。这些药物使用时为说明书外用药，开具处方时推荐有专科医生的参与。

12.9 儿科其他慢性疼痛综合征

儿童期的慢性疼痛并非伴随着特异性疾病，儿童慢性疼痛的范畴与成人也存在不同。头痛、腹痛和反复出现的肌肉骨骼疼痛最为常见。小儿由于复杂区域疼痛综合征引起的肢体疼痛常不被识别。虽然有报道，慢性疼痛可发生于年龄较小的儿童，但慢性疼痛更多见于青春期中期和女孩。有一定比例（10%～30%）慢性疼痛的患儿发展为明显的疼痛相关的残疾。小儿慢性疼痛可影响家庭的动态，并且花费很大。

小儿疼痛的初期评估遵循一般原则（见第159～163页），但需要特别强调的是探寻患儿所处的家庭和社会背景和心理经历。通常由患儿自己报告疼痛评分。评估疼痛对睡眠、自理能力、活动、上学的注意力、娱乐活动、家庭和社会关系的影响。制订合适的调整和转诊方案，但是要让患儿和其家庭知道，有可能无法找到明确的诊断。

不要仅仅应用镇痛药，与成人治疗一样，需要制订多学科、多模式的康复方案，但应该有儿科专业人员的参与。如果当地无相关技术，可能需要将患儿转运到大的儿科中心。家庭参与、与学校合作很重要。

仅应用疼痛评分来指导开具镇痛药是不够的。应考虑到患儿的整体情况及其功能状况。当患儿存在以下问题时，开具镇痛药是合理的，这些包括疼痛干扰睡眠、无法自理或上学无法集中注意力和无法学习时。

起初可以开具对乙酰氨基酚、短效NSAIDS，并按照阶梯用药原则调整药物（"急性疼痛处理的阶梯方案"，参见第18～30页）。

到本书编写时为止，应用阿片类药物或抗神经病理性疼痛的药物治疗那些与严重儿科疾病无关的慢性疼痛，目前尚无以证据为基础的推荐指南。建议在开具这些药物时有专科医生的参与。考虑开具一定时间的药物之前，应评估患者个体的风险，获得知情同意，设立一个有特定目标的试验用药时间。

确保定期回顾治疗的目标和目的，尽早应用非药物治疗策略替代药物治疗。阿片类药物可能加重腹痛与头痛。

> 定期回顾治疗的目标和目的,尽早应用非药物治疗策略替代药物治疗。

12.10 延伸阅读

世界卫生组织：

World Health Organization. WHO guidelines on the pharmacological treatment of persisting pain in children with medical illnesses. Geneva：WHO Press，2012. (www. who. int/medicines/areas/quality _ safety/guide _ perspainchild/en/index. html)

澳大利亚和新西兰：

The paediatric patient (chapter 10) . In：Macintyre PE, Scott DA, Schug SA, Visser EJ, Walker SM, editors. Acute pain management：scientific evidence. 3rd ed. Melbourne：Australian and New Zealand College of Anaesthetists and Faculty of Pain Medicine，2010. (www. fpm. anzca. edu. au/resources/books-and-publications)

The Royal Australasian College of Physicians，Paediatrics & Child Health Division. Guideline statement：management of procedure related pain in neonates. Sydney：Royal Australasian College of Physicians，2005. (www. racp. edu. au/page/paed-policy)

The Royal Australasian College of Physicians, Paediatrics & Child Health Division. Guideline statement: management of procedure related pain in children and adolescents. Sydney: Royal Australasian College of Physicians, 2005. (www.racp. edu. au/page/paed-policy)

The Royal Australasian College of Physicians, Paediatrics & Child Health Division. Position statement: circumcision of infant males. Sydney: Royal Australasian College of Physicians, 2010. (www. racp. edu. au/page/paed-policy)

Australian and New Zealand College of Anaesthetists. Policy documents on sedation for diagnostic, surgical, dental and endoscopy procedures (PS9, 2010), including pre-operative assessment (PS07, 2008), consent (PS26, 2005) and minimum safe facilities (PS55, 2012) . Available at: (www. anzca. edu. au/resources/professional-documents)

英国：

Royal College of Nursing. The recognition and assessment of acute pain in children. London: Royal College of Nursing, 2009. (www. rcn. org. uk/development/practice/clinical-guidelines/pain)

Association of Paediatric Anaesthetists of Great Britain and Ireland. Good practice in postoperative and procedural pain management, 2nd ed. Paediatr Anaesth, 2012, 22 (Suppl 1): 1-79. (www. britishpainsociety. org/pub _ professional. htm # apa)

National Institute for Health and Clinical Excellence (NICE) . Sedation for diagnostic and therapeutic procedures in children and young people. London, 2010. (http: //guidance. nice. org. uk/CG112)

美国：

American Academy of Pediatrics, American Pain Socie-
ty. The assessment and management of acute pain in infants,
children, and adolescents. Pediatrics, 2001, 108（3）: 793-
797.（http: //pediatrics. aappublications. org/content/108/
3/793. long）

American Academy of Pediatrics, American Academy of
Pediatric Dentistry, Cote CJ, Wilson S. Guidelines for monito-
ring and management of pediatric patients during and after se-
dation for diagnostic and therapeutic procedures: an
update. Pediatrics, 2006, 118（6）: 2587-2602.（http: //
pediatrics. aappublications. org/content/118/6/2587. long）

附录 1
疼痛评估工具

疼痛等级量表

大量的量表用于疼痛严重程度评估，尽管疼痛强度仅仅是疼痛评估的一个要素，疼痛评分用于指导用药（见图2-1）。量表用药监测镇痛效果和根据情况调整治疗方案（见图4-1）。

应选择一种适合患者年龄和临床情况的量表。适用于儿童的量表，见表12-1。

老年患者文字描述评分完成率高于数字疼痛评分和视觉模拟疼痛评分，尤其是那些认知功能障碍者。

分类或口头描述评分

分类或口头描述评分用文字描述疼痛的严重程度（见附图1-1）。适用于不能用数字等级评分的患者（如视力障碍、老年和轻度或中度认知功能障碍的患者）。询问患者哪种描述最符合他们的疼痛经历。

无痛	轻度	中度	重度	最严重疼痛

附图 1-1　分类评分

数字疼痛评分

0～10 数字等级评分（见附图1-2）常用于疼痛评估。向患者解释想象 0 代表无痛和 10 代表最严重疼痛。要求患者选择一个最适合代表他们疼痛程度的数字。

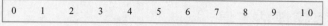

附图 1-2　数字疼痛评分（0～10）

视觉模拟疼痛评分

　　视觉模拟疼痛评分（见附图 1-3）采用 10cm 水平线，其线两端写有锚点词。通过测量（以厘米计）水平线的左边起点到患者标记点即可转换为数字评分。

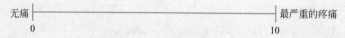

附图 1-3　视觉模拟疼痛评分

脸谱疼痛评分

　　脸谱疼痛评分（见附图 1-4）是为儿童开发的量表。对于年龄在 4～16 岁的儿童。该量表显示与视觉模拟疼痛评分线性相关性强，尤其推荐应用于 5～6 岁的儿童。脸谱疼痛评分也推荐用于评估有认知功能障碍轻到中度疼痛的老年的疼痛。

　　应用附图 1-4 影印件和沿虚线折叠。显示患者脸谱同时阅读说明（第 205 页）。不要给儿童看数字。

　　脸谱视觉疼痛评分的复制得到国际疼痛研究协会（IASP）的许可。未经允许评分不可复制用作其他目的。

　　量表（有多种语言说明）可从 IASP 网站获取（www. iasp-pain. org/Content/NavigationMenu/GeneralResourceLinks/Face-sPainScaleRevised/default. htm）。

　　来源：Hicks CL，von Baeyer CL，Spafford PA，von Korlaar I，Goodenough B. The Faces Pain Scale - Revised：toward a common metric in pediatric pain measurement. Pain，2001，93：173-183.

对特定儿童不论说"伤害(hurt)"抑或说"疼痛(pain)",目的是选择他能够理解的那个单词。

这些脸谱显示伤害程度的大小。这个脸谱(指最左边的脸谱)显示无痛。脸谱显示越来越痛(指从左边到右边这个脸谱直至这个脸谱)——该脸谱显示非常痛。**指出你疼痛程度的脸谱**(现在)。

根据选择的脸谱,记录下脸谱对应的分数,从左到右计数,"0"等于无痛,"10"等于"非常痛"。不要应用诸如"高兴"和"悲伤"的单词。这种评分是要评测儿童的内心感受,而不是他们的面部表情。

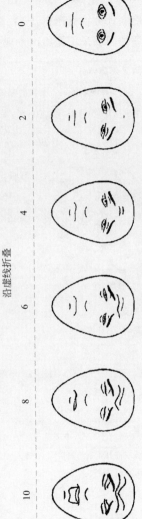

沿虚线折叠

附图1-4 脸谱疼痛评分——修订(FPS-R)

阿贝疼痛评分

阿贝疼痛评分（见附框 1-1）是澳大利亚设计的观测工具，用于评估因痴呆不能给出主观疼痛报告的患者。

附框 1-1 　阿贝疼痛评分

评测不能语言交流的痴呆患者的疼痛

如何应用评分：观察居民的同时，得出 1～6 项问题的分数

居民姓名：_____

填写评分表人员的姓名：_____

日期：_____　　时间：_____

最新给予的镇痛是 _____ 在 _____ 小时

1. 发声	无	0	轻	1	中	2	重	3	问题1 ☐

如：抽泣，呻吟，哭泣

---

2. 面部表情　　　　无　0　轻　1　中　2　重　3　　问题2　☐

如：紧张，害怕，皱眉，怪相

---

3. 身体语言的变化　　无　0　轻　1　中　2　重　3　　问题3　☐

如：烦躁，摇晃，保护身体
部分，退缩

---

4. 行为改变　　　　无　0　轻　1　中　2　重　3　　问题4　☐

如：加重的混乱，拒绝饮食，
通常行为形式的改变

---

5. 生理改变　　　　无　0　轻　1　中　2　重　3　　问题5　☐

如：体温、脉搏或血压超出
正常限，出汗，脸红或苍白

---

6. 身体变化　　　　无　0　轻　1　中　2　重　3　　问题6　☐

如：皮肤裂口，胀痛区域，
关节炎，以前的伤害

1～6 个问题的得分总计记录于此▶　　　　　　　疼痛得分总计 ☐

依得分总计将勾　　0～2 ☐　　3～7 ☐　　8～13 ☐　　14 以上 ☐
划在相应的框内　　无痛　　　轻度　　　中度　　　　重度

最后，依居民的疼痛类型　慢性 ☐　急性 ☐　慢性疼痛急性发作 ☐
将勾划在框内

Abbey J，De Bellis A，Piller N，Esterman A，Giles L，Parker D，Lowcay B. Funded by the JH & JD Gunn Medical Research Foundation 1998-2002. 本文本可在保留参考文献的前提下复制。

FLACC 行为评分

FLACC 行为评分（见附表 1-1）是观测包括 5 类诸如：面部表情、腿部运动、活动、哭泣和可安慰性的工具。此评分适用于评估幼儿急诊手术后和急诊操作后的疼痛，这些幼儿不能自行提供可靠的信息（见表 12-1）。修订版适用于认知功能障碍儿童。

附表 1-1　FLACC 行为评分

分类	得分		
	0	1	2
面部（Face）	无特殊表情或微笑	偶尔怪相或皱眉退缩，无兴趣	频繁皱眉，咬紧牙关，下巴颤抖
腿（Legs）	正常位置或放松	不稳定，不安宁，紧张	踢腿，或蜷腿
活动（Activity）	安静平卧，正常体位，活动自如	扭动，来回移动，紧张	身体拱起，僵硬或颤抖
哭泣（Cry）	不哭泣（清醒或睡眠）	呻吟或抽泣；偶尔抱怨	不间断哭泣，尖叫或呜咽，频繁抱怨

分类	得分		
	0	1	2
可安慰性（Con-solability）	满足，放松	需要偶尔触碰，拥抱或用言语分散注意力方式安慰	难以安慰或慰藉

注：1. 5类，即面部（F）；腿（L）；活动（A）；哭泣（C）；可安慰性（C），每类有0~2得分数，结果是总得分在0~10之间。

2. 经许可复制于：Merkel SI, Voepel-Lewis T, Shayevitz JR, Malviya S. The FLACC: a behavioral scale for scoring postoperative pain in young children. Pediatr Nurs, 1997, 23（3）: 293-297. © 2002, The Regents of the University of Michigan.

附录 2
妊娠和哺乳

妊娠期用药

药物可能对胎儿产生多种有害作用。对个体的影响与胎儿接触药物的时间有关。

在受精后 2 周至完全着床的这段时间，认为胚胎能抵御药物的任何致畸作用。这是由于在胎盘开始形成前，胎儿与母体并无直接联系。

致畸作用的关键时期是器官形成的阶段。这一阶段开始于受孕后 17 天，结束于 60~70 天。在此期间（17~70 天）接触特定药物会造成较大的出生缺陷。

某些药物可在妊娠中期和晚期干扰器官系统的功能发育（如中枢神经系统、皮肤系统、心血管系统）而产生严重后果。

女性可能直至胎儿器官形成的早期阶段才能发现妊娠。因此，最严重风险分类的药物（澳大利亚分级系统为 X）不应用于有妊娠可能的女性，除非妊娠测试为阴性或正在使用避孕药。

然而，即使了解药物对妊娠的有害作用，一些情况下长期治疗的药物仍会用于有生育可能的女性。在首次处方这些药物时，医生应告知女性需要在准备妊娠前复诊，对用药需求进行评估。对于一些疾病，有可能需要将用药调整为其他类别。如果患者用药期间妊娠，又没有与医生事先沟通，需要尽快对用药进行评估。

如下问题有助于确定是否在妊娠期处方特定的药物：

非药物治疗：这种治疗是否可行且可能成功？这种治疗是否适合至少在妊娠早期应用？绝大多数妊娠期女性都有强烈意愿进行此类治疗且依从性较高。

利弊分析：如果使用特定药物对于母亲可能害处和益处是什么？对胎儿是否有害？如果不使用，那么害处和益处又是什么？

自发先天性畸形的发生率：当必须用药时，就应讨论非药物相关的自发畸形的发生率。这一数字常被低估。澳大利亚存活婴儿明显的先天性畸形的发生率为 2％～4％，新生儿较小的畸形发生率约为 15％。

教育、记录和交流：是否对女性及其伴侣关于药物害处和益处的教育都已详细记录于患者注意事项中？是否已告知涉及的产科处理的专业人员？应探讨使用产前筛查以检测胎儿畸形的可行性和局限性。伴侣双方应对异常结果所带来的后果有所考虑。

之后的妊娠期常规复诊包括考虑是否在分娩时调整剂量以避免呼吸抑制等新生儿问题。

镇痛药

附表 2-1 列出澳大利亚药物管理局指定的妊娠期镇痛药和辅助用药的种类。对乙酰氨基酚被选择为妊娠期的镇痛药。阿司匹林和其他非甾体抗炎药（NSAIDs）应避免应用于晚期妊娠。阿司匹林影响母体的血小板功能从而增加产前和产后出血的风险。其他 NSAIDs 类药也会造成相同的影响。NSAIDs 类药可引起胎儿动脉导管过早闭合并且延迟分娩和生产。长期服用阿片类药的女性，妊娠后应该让她们的产科医生和新生儿科医生知道。这些产妇可能应该送到相应的上级医院，这样可预防、发现以及需要时管理新生儿可能出现的撤药综合征。

澳大利亚妊娠用药分类

澳大利亚药物管理局（TGA）妊娠用药分类来源于澳大利亚药物管理局网站妊娠处方用药数据库（www.tga.gov.au/hp/medicines-pregnacy.htm）。

妊娠分类系统仅用于女性的推荐治疗量。分类不适用于分类指定的个性化用药情况，如：

- 用药过量；
- 职业暴露；
- 其他超过推荐治疗剂量的情况。

澳大利亚用药分类系统无分级。

澳大利亚药物分类系统不同于美国食品药品监督管理局（FDA）的药物分类系统。用于妊娠的药物分类无分级结构。

B1、B2 和 B3 类指人类用药资料缺乏或不足。

B 分类的亚类依据的是动物实验资料。

划分在 B 类的药物并不提示比 C 类安全。

D 类药物在妊娠期并不是绝对禁忌。

从澳大利亚法律上考虑，在某些情况下，赞助公司应用严格的分类比根据可用数据证明合理更有意义。

对含有 2 种或多种活性成分的药物，复合药物分类应依据对活性成分最大限制性的妊娠分类。

A 类

这类药物已广泛应用于妊娠妇女和育龄妇女，尚没有观察到任何证据证明有增加致畸率或对胎儿有其他直接或间接的有害作用。

B1 类

这类药物仅被有限数量的孕妇和育龄妇女应用，尚未观察到增加致畸率或对胎儿产生其他直接或间接的有害作用。动物实验显示未见有增加胎儿损害的证据。

B2 类

这类药物仅被有限数量的孕妇和育龄妇女应用，尚未观察到增加致畸率或对胎儿产生其他直接或间接的有害作用。动物实验研究不充分或可能不足，但有用的资料显示未见有增加胎儿损害的证据。

B3 类

这类药物仅被有限数量的孕妇和育龄妇女应用，尚未观察到增加致畸率或对胎儿产生其他直接或间接的有害作用。动物实验研究显示有增加胎儿损害的证据，尚不能肯定对人类有显著的影响。

C 类

这类药物由于其药理学效应对胎儿或新生儿造成或可能造成有害影响但不会造成畸形，这些影响可能是可逆的。

D 类

这类药物可造成、可疑造成或预计可造成增加人类胎儿畸形或不可逆性损害的发生率。这些药物也可能还有药理学方面的副作用。应参阅相关书籍进一步了解详细情况。

X 类

这类药物具有对胎儿造成永久性损害的高度危险性，这类药物不能给处于妊娠期或可能已妊娠的妇女使用。

哺乳期用药

母乳喂养有诸多益处应大力提倡，只有当确切的证据证实母亲服用的药物对婴儿有害并且没有疗效相等的药物可以替换时，才建议停止或阻止哺乳。

　　大多数镇痛药分泌到乳汁中的剂量极小，并且在大多数情况下，婴儿通过乳汁接触的药量也极其并且远远低于婴儿的治疗剂量。由此，哺乳期几乎没有药物是完全禁忌的。然而，应劝告已知 **HIV** 感染的妇女

> 除非母亲必须服用的药物对婴儿有显著的风险时，一般不应该停止母乳喂养。

不应哺乳或将她们的乳汁作为营养品提供给她们或其他的婴儿，除非该地区感染性疾病或营养不良是造成婴儿死亡的主要原因，并且无安全的替代母乳的方法。

　　大多数情况下，药物进入胎盘比进入乳汁更容易。

　　考虑在哺乳期给予药物，尤其是长效药物时，下述事项可帮助做出决定。

　　妇女对哺乳的偏爱：大多数妇女很偏爱哺乳，不能哺乳会导致她们感受到作为母亲的失败，这样易罹患产后抑郁。

　　非药物治疗：如果这种治疗可行且有可能成功，这样可允许妇女哺乳，至少到度过婴儿的最大获益期。

　　利弊分析：哺乳可显著提高婴儿的免疫力（如降低中耳炎的发生率），并有利于神经发育（即可提高孩子长大后的 IQ）。对母亲，哺乳的生理获益包括改善子宫的退化、更好地延长卵巢功能和降低患乳腺癌的风险。

　　宣教、记录和交流：与母亲和其伴侣有关利弊的讨论应适当地记录于患者病历中，药物调整应通知涉及产后管理的其他保健专业医生。

　　总的来说，主要注意的是除非母亲必须服用的药物对婴儿有显著的风险，一般不应该停止母乳喂养。

　　附表 2-1 对哺乳期妇女个性化应用镇痛药或辅助药物提出了建议。

药物	TGA 妊娠用药分类①	哺乳相容性②
肾上腺素	A	可用
地卡因	B2	慎用
阿米替林	C	可用
阿司匹林	C	偶然用药可行;尽可能避免长期应用,尤其在新生儿期
巴氯芬	B3	可用,可能抑制泌乳
A 型肉毒毒素	B3	慎用,资料不足
布比卡因	A	可用
丁丙诺啡	C	慎用,资料不足
卡马西平	D	可用
塞来昔布	B3	可用③
可乐定	B3	慎用,资料不足;可能抑制泌乳
可待因	A	单次剂量可行。谨慎长期应用,尤其给小于 1 个月婴儿哺乳时。如果长期应用,应监测婴儿嗜睡和(或)饮食不佳情况,有报道当母亲的 CYP 2D6 呈快速代谢型,婴儿出现严重中毒情况④
双氯芬酸	C	可用③
依托考昔	C	慎用,资料不足③
芬太尼	胃肠外和鼻内给药:C 经皮给药:C	胃肠外和鼻内给药:偶然用药可行 经皮给药:避免应用
加巴喷丁	B1	可用
氢吗啡酮	C	避免应用,资料不足
布洛芬	C	可用③
吲哚美辛	C	可用③

药物	TGA 妊娠用药分类①	哺乳相容性②
氯胺酮	B3	避免应用,资料不足
酮洛芬	C	可用③
酮咯酸	C	可用③
左旋布比卡因	B3	可用
利多卡因	A	可用
甲芬那酸	C	可用③
美洛昔康	C	慎用,资料不足③
美沙酮	C	可用;由于可引起婴儿的戒断症状,建议应用高剂量美沙酮维持治疗的母亲应快速停止哺乳
甲氧氟烷	C	避免应用,资料不足
咪达唑仑	C	可单次应用
吗啡	C	围生期可应用常规镇痛剂量;慎用大剂量缓释制剂,由于资料缺乏
纳洛酮	B1	慎用,资料不足
纳曲酮	B3	可用
萘普生	C	可用③
氧化亚氮	A	可用
去甲替林	C	可用
羟考酮	C	偶尔可用;观察婴儿镇静情况
对乙酰氨基酚	A	可用
帕瑞考昔	C	术后镇痛可用
吡罗昔康	C	可用③
普瑞巴林	B3	慎用,资料不足
罗哌卡因	B1	可用
舒林酸	C	慎用,资料不足③

药物	TGA 妊娠用药分类[①]	哺乳相容性[②]
他喷他多	C	避免应用,资料不足
噻洛芬酸	C	慎用,资料不足[③]
曲马多	C	短期可用

① 澳大利亚药物管理局妊娠用药分类来源于澳大利亚药物管理局网站妊娠处方用药数据库（www.tga.gov.au/hp/medicines-pregnancy.htm）。

② 哺乳相容性的定义：

- 可用——有充分的资料证实母乳喂养婴儿有可接受相对低的药量和（或）无显著的血药浓度和（或）无不良反应。

- 慎用——有不充分的资料证实母乳喂养婴儿有可接受相对低的药量和（或）无显著的血药浓度和（或）无不良反应。

- 避免应用,资料不足——无资料证实母乳喂养婴儿,药物不会进入乳汁,或吸收入血或引起不良反应。

- 避免应用——据报道或依分子特性预测母乳喂养婴儿会引起婴儿的血药浓度显著升高,或引起不良反应。

③ 如需给哺乳妇女 NSAIDs 药物,最好给予双氯芬酸或布洛芬。

④ 可待因经细胞色素 P450（CYP）2D6 代谢为吗啡。CYP 2D6 超快代谢表型出现于 $1\%\sim10\%$ 的西欧人群中（依赖于不同国家）,高达 30% 出现于北美人群中。可待因常规镇痛剂量反复应用,CYP 2D6 超快代谢表型的母亲产生大量的吗啡,该吗啡通过乳汁进入婴儿体内。经过几天的治疗用药,吗啡在婴儿体内蓄积导致严重的吗啡毒性（中枢神经系统抑制）甚至死亡。分娩前母亲的表型可预测风险,但这种检测并不常规应用。

索 引

A 型肉毒毒素 141，214

COX-2 抑制药 60

DOLOPLUS-2 评分 14

FLACC 行为评分 207

HIV 相关性慢性疼痛 100

NSAIDs 20，36，37

RICE 疗法 34

A

阿贝疼痛评分 14，206

阿米替林 176，214

阿片成瘾 71

阿片类药物 22，26，27，36，
  37，38，39，40，49，50，
  54，55，56，63，65，69，
  84，128，174

阿片耐受 68

阿司匹林 22，60，174，214

癌性疼痛 126

按摩 111

澳大利亚妊娠用药分类 211

B

巴氯芬 151，214

扳机点/压痛点注射 141

扳机点治疗 111

伴发痛 4

爆发痛 4

背根入髓区毁损术 154

本体感觉神经肌肉易化法 113

苯二氮䓬类 84

吡罗昔康 215

臂丛阻滞 66

表面麻醉 192

丙胺卡因 44，178

丙泊酚 85

补充和替代药物 137

补充替代医学 108

哺乳期用药 212

布比卡因 62，63，180，214

布洛芬 20，170，214

C

操作相关性疼痛 75，187

操作镇静 76

持续性镇痛 71，72

创伤疼痛 32

催眠术 121

D

带状疱疹后神经痛 98

骶管阻滞 146

地卡因 178，214

电刺激治疗 152

丁丙诺啡　70，73，131，133，214

对乙酰氨基酚　20，34，35，37，44，48，127，168，182，183，192，215

多发性损伤　40

多模式镇痛　42

多维尺度量表　9

E

儿童疼痛强度量表　160

F

放松疗法　121

非手术性术后疼痛　66

非甾体抗炎药　20，60，128，170，173，183

费登奎斯肌肉松弛疗法　113

分类或口头描述评分　7，203

芬太尼　24，25，28，38，40，53，54，63，70，84，132，133，171，214

氟吗西尼　85，191

复发或慢性疼痛　12

复杂性区域疼痛综合征　97

腹部损伤　39

腹腔神经丛阻滞　145

腹下丛阻滞　146

G

功能康复锻炼　114

沟通困难人群　13

股神经阻滞　181

骨折　34

关节内注射　141

H

护士控制镇痛　185

患者自控镇痛　38，40，51，69，72，184

J

肌肉动员疗法　111

肌肉痉挛　67

急性疼痛　11，16，32，42

急性疼痛处理的阶梯方案　18

脊髓电刺激治疗　152

脊髓前侧柱切断术　155

加巴喷丁　93，176，214

甲芬那酸　215

甲氧氟烷　28，35，83，177，215

肩胛上神经阻滞　143

简明疼痛量表　9

交感神经丛阻滞　145

介入治疗　138

经皮神经电刺激治疗　112

经皮神经射频毁损术　153

经椎间孔硬膜外阻滞　150

经椎间隙硬膜外阻滞　149

精神疗法　123

镜像治疗　117

局部浸润　180

局部麻醉药　61，63，65，177

K

卡马西平　176，214

抗癫痫药　176

抗肿瘤治疗后的慢性疼痛综合征　99

可待因　22，23，57，70，171，214

可乐定　151，214

髋关节骨折　39

L

劳损　34

老年人的急性疼痛　30

肋间神经阻滞　144

利多卡因　44，62，178，180，192，215

连续外周神经阻滞　65

脸谱疼痛评分　7，204

氯胺酮　66，85，176，215

罗哌卡因　62，63，180，215

M

吗啡　24，25，28，35，38，39，40，51，53，54，56，57，63，65，70，131，133，171，184，215

慢性非癌性疼痛　126，128

慢性损伤后疼痛　96

慢性疼痛　88，102，126，138，199

美洛昔康　215

美沙酮　70，72，132，133，215

咪达唑仑　84，182，190，193，215

冥想疗法　121

N

纳洛酮　24，59，86，187，215

纳曲酮　74，215

萘普生　20，170，215

脑刺激治疗　153

内侧支阻滞　144

扭伤　34

P

帕瑞考昔　44，173，215

膀胱膨胀　66

普瑞巴林　93，215

Q

奇神经节阻滞　146

羟考酮　22，35，37，44，54，56，70，84，131，133，171，184，215

鞘内输注　151

鞘内镇痛 65

鞘内阻滞 150

轻度急性疼痛 18

轻微创伤 33

氢吗啡酮 54，70，132，133，214

区域阻滞 181

曲马多 22，23，56，57，70，136，171，216

去甲替林 176，215

去氧肾上腺素 192，193

全身麻醉 77

神经外科手术治疗 153

肾上腺素 179，180，214

生物反馈疗法 116

视觉模拟疼痛评分 7，204

手法治疗 110

舒林酸 215

术后疼痛 45

术后疼痛综合征 89

数字疼痛评分 7，203

双氯芬酸 20，170，214

水疗 115

撕裂伤 33

R

认知行为疗法 119

妊娠期用药 209

S

塞来昔布 21，214

噻洛芬酸 216

三叉神经阻滞 143

三环类抗抑郁药 176

伤害感受性疼痛 2

伤口 33

上扬效应 66

身体图 6

身心治疗技术 116

深度镇静 76，86

神经促通技术 113

神经发育疗法 113

T

他喷他多 136，216

疼痛 2

酮咯酸 44，215

酮洛芬 215

痛觉超敏 4

痛觉过敏 4，88

痛觉敏感 4

头部外伤 37

头发交叉固定术 33

透热疗法 110

推拿 112

脱位 34

W

顽固性术后疼痛 67

围术期疼痛 42

污染伤口 33

无意识 87

无镇静的操作 81

物理治疗 109

X

心理治疗 117

星状神经节阻滞 145

胸部损伤 36

胸部严重外伤 38

Y

严重创伤 37

氧化亚氮 83，176，192，215

腰交感神经阻滞 145

腰痛 95

腋路臂丛神经阻滞 181

一维尺度量表 7

依托考昔 21，214

吲哚美辛 214

硬膜外脓肿 64

硬膜外血肿 64

硬膜外镇痛 63

硬膜外阻滞 146

有镇静的操作 81

预防性和超前镇痛 43

Z

蔗糖 167，192

针灸 116

枕大神经阻滞 143

镇静评分 25，186

镇静深度 76，85，86

镇静相关性不良反应 85

镇痛 76

治疗相关性疼痛 197

中度急性疼痛 20

中度镇静 76，84，86

中枢敏化 88

肿瘤相关疼痛 196

重度急性疼痛 23

周围神经病变 100

周围神经阻滞 143

注意力疗法 122

椎间盘内电热疗法 155

最小镇静 76，83，86

左旋布比卡因 62，63，180，215

作业疗法 123

内　容　提　要

　　《治疗指南》丛书由澳大利亚治疗指南有限公司组织编写，国内相关领域的学者、专家翻译。本丛书在国际治疗指南领域中影响较大，主要提供了相关疾病诊断的定位指导，并阐述了简洁、切实可行的治疗方案，是一套简明实用的临床治疗指南。《治疗指南》中译本共 14 册，各分册内容在诊断、治疗方面各有呼应，可作临床医师工作中的必备参考读物。

　　《疼痛分册》（原著第 6 版）共 12 章，介绍了疼痛的临床评估、急性疼痛的一般治疗方法、各种原因引起的急性疼痛的处理、慢性疼痛的药物治疗、非药物治疗、介入治疗，以及儿科疼痛相关内容。本书内容丰富翔实，突出了新颖性和实用性，是疼痛科医师、其他外科医师、全科医师以及医学生的理想参考书，同时也可供相关疾病患者参阅。